DR. MED. MATTHIAS MANKE

WENN DER ORTHOPÄDE RÜCKEN HAT

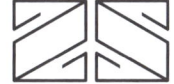

DANK AN

meine Frau Mela – fürs tägliche Rücken-Freihalten,

meinen Sohn Max – für seine Mitarbeit als „Vorturner",

meinen Freund Patrick – für seine fachorthopädische Unterstützung

DR. MED. MATTHIAS MANKE

WENN DER ORTHOPÄDE RÜCKEN HAT

Unter Mitarbeit von Franziska Pfeifer

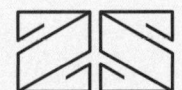

INHALT

ZAUBERMITTEL BEWEGUNG 102

WAS SONST NOCH HILFT   148

GUTES FÜR KÖRPER UND SEELE 190

AUSBLICK: VORBEUGEN BITTE 210

„KERL, WAT HAB ICH
HEUTE WIEDER RÜCKEN"

Hast du fast immer, manchmal oder nur hin und wieder Rückenschmerzen? Dann bist du nicht allein. Mehr als 80 Prozent der Deutschen leiden unter der Volkskrankheit. Gut ein Viertel von ihnen gehen deshalb zum Arzt. 6,6 Millionen Geplagte betäuben ihren Schmerz im Kreuz regelmäßig mit Medikamenten. Unzählige Menschen setzen sich überflüssigerweise riskanten Rückenoperationen aus. Erkrankungen an der Wirbelsäule sind für etwa 25 Prozent aller Arbeitsunfähigkeitstage verantwortlich. Du siehst: Das schmerzhafte Phänomen ist weitverbreitet und offensichtlich nur schwer auszurotten. Kein Wunder, denn das, was nachhaltig hilft, ist mühsam, und das, was nicht mühsam ist, hilft nicht nachhaltig.

Schmerzen aus der Sicht des Mediziners und des Patienten

Die Patienten aus meinem Revier, die tagtäglich in meiner Praxis sitzen und verzweifelt Hilfe suchen („Kerl, wat hab ich heute wieder Rücken"), erfahren von mir meist das, was in diesem Buch steht: Du musst dich bewegen. „Der Doc hat gut reden, der weiß ja gar nicht, wie weh das tut", denkt so mancher dann. Doch da täuscht er sich. Seit ein paar Jahren weiß ich, was höllische Rückenschmerzen sind. Und zwar nicht nur aus der Sicht eines Mediziners, sondern auch aus der des Patienten. Ich hatte nach einem Bandscheibenvorfall mit Nervenwurzelreizung ein Jahr lang das zweifelhafte Vergnügen, meine eigenen Empfehlungen an mir selbst auszuprobieren.

Ich konnte meine Empfehlungen für deine Therapien verbessern

Der praktische Nebeneffekt für dich als Leser: Ich weiß jetzt ziemlich genau, was wirklich hilft, und konnte meine Therapieempfehlungen verbessern. In diesem Buch erzähle ich dir nicht nur meine eigene Geschichte. Es geht auch

um den Nacken, um eingeklemmte Nerven, Hexenschüsse, einen rücken-
freundlichen Alltag, den richtigen Sport und vieles mehr. Die komplizierte
Beziehung zwischen Arzt und Patient ist ebenso ein Thema wie die beste
Matratze und hilfreiche Gedanken, wenn der Schmerz aufs Gemüt schlägt.
Dazu gibt's ausgewählte Behandlungen, Therapien und Übungen, die mir
selbst geholfen haben.

Und auch sonst wird einiges behandelt, das dich vielleicht interessiert:

- Warum du beim Orthopäden immer Unterwäsche tragen solltest

- Weshalb ich Personenschützer und Kugelstoßer umarme

- Checkliste für den Arztbesuch: Was den Doc und sein Team nervt

- Schnelltest: Wie beweglich bist du noch?

- Erkennen und dingfest machen: Warum ich gerne Polizist geworden wäre

- Männer aufgepasst: Beckenbodentraining ist gut für die Potenz

- Vorsicht, Türrahmendiagnostiker: Wie erkenne ich einen guten Arzt?

- Warum Hexen auch auf ihresgleichen schießen

Ein gesundes Glück aus Wattenscheid
dein

Matthias Manke

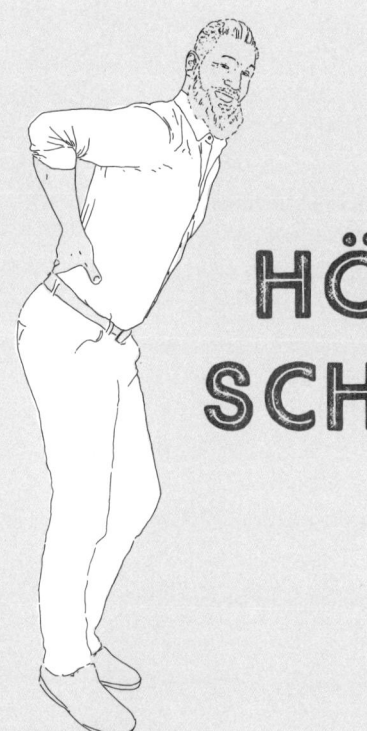

HÖLLISCHE SCHMERZEN

Ein Bandscheibenvorfall haut selbst die stärksten Kerle um. Und nicht einmal Orthopäden sind davor sicher. Als es mich erwischte, wurde ich Rückenpatient und lernte die andere Seite der Behandlungsliege auf schmerzvolle Weise kennen. Um in mein schönes Leben zurückzukehren, zog ich alle Register – am Ende zum Glück mit Erfolg.

EIN KERL WIE EIN BAUMSTAMM, ZERBRECHLICH WIE EIN GRASHALM

Ich habe heute wieder viel vor. Leider beginnt mein Tag schon mit Rücken-schmerzen. Eine stressige Woche liegt hinter mir. Beim Aufwachen fühle ich mich bereits gerädert. Als Einzelkämpfer mit einer eigenen Praxis ist an Schonung nicht zu denken. Die volle Patientenversorgung lastet auf meinen breiten Schultern – und auf meinem schmerzhaften Rücken. Was tut man in solchen Situationen, wenn man selbst Orthopäde ist? Zum Orthopäden ge-hen? Mein Freund Andreas hat seine Praxis zwar um die Ecke, aber ich kann nicht einfach dahin. Ich muss zu meinen Patienten; diese Verpflichtung kann mir niemand abnehmen.

Also sage ich mir: Reiß dich zusammen, steh auf, trink zwei Espresso zum Wachwerden – und ab in die Praxis. Hauptsache, mein Team und meine Patienten merken nichts. Gespielt souverän betrete ich das Untersuchungs-zimmer. Der erste Patient berichtet von starken Beschwerden im unteren Rückenbereich, die ihn seit sechs Monaten plagen. Problemlos geht er zur Untersuchungsliege. Ich erhebe mich aus meinem Bürostuhl und mache mich auf den Weg zu ihm. Doch ich komme nicht an. Einen Meter vor der Liege ist Schluss. Mit allem. Das, was ich spüre, ist so etwas wie die Potenzierung des Wortes „unerträglich" um das gefühlt Hundertfache.

Schlagartig geht nichts mehr. Ich bin sprichwörtlich gelähmt vor Schmerz. Ich merke, wie meine gesamte Rückenmuskulatur sich verhärtet. Mein Körper versucht, den Höllenschmerz ein wenig zu lindern, indem er mich in eine Zwangshaltung steckt. In dieser sogenannten ischiatischen Fehlhaltung habe ich bisher nur richtig schmerzgeplagte Patienten gesehen. Aber die konnten sich meistens trotzdem noch irgendwie bewegen. Ich nicht. Jeder noch so kleine Versuch macht die Schmerzen schlimmer. Ich habe keine Chance mehr. Die Tränen schießen mir in die Augen und kullern übers Gesicht. Meine Arzt-helferinnen kommen in den vermeintlichen Genuss, ihren Chef weinen zu sehen. Zum Glück erkennen sie den Ernst der Lage sofort und begleiten den Patienten aus dem Zimmer. Mir ist klar, dass irgendetwas in meinem Rücken passiert sein muss. Es ist nicht dieser funktionelle Rückenschmerz, der durch Fehlbelastung oder mangelnde Bewegung entsteht. Es muss ein Bandscheibenvorfall sein, der schön auf meine Nervenwurzel drückt.

Mein erster Gedanke: Wenn der bleibt, kannst du deine Zukunft vergessen. Du wirst keinen Spaß mehr am Leben haben und deine Schulden für Haus und Praxis nie abbezahlen können. Du wirst zur Belastung für Frau und Kinder.

Ich bin eine Stunde wie erstarrt und der Schmerz verschwindet nicht

Im nächsten Augenblick springt mein Optimismus trotz meiner katastrophalen Lage an: Vielleicht hat sich die Bandscheibe nur kurzzeitig verlagert und drückt bestimmt gleich nicht mehr auf den Nerv. Ich rede mir selbst ein: Das, was du jetzt noch fühlst, verschwindet sicher in ein paar Minuten wieder. Leider verschwindet nichts – auch nach fast einstündiger Bewegungsstarre im Sprechzimmer ist der Schmerz unverändert da. Was nützt es jetzt, wenn ich jammere?, frage ich mich. Ich bin doch Kummer gewohnt. Als diensthabender Arzt in der Unfallambulanz musste ich auch bei Schwerverletzten mein Programm abspulen. Also sollte mir das in meinem persönlichen Fall doch wohl auch gelingen.

Ich greife mit Mühe zum Telefon. Mein Nachbar, der Apotheker, soll mir schnellstmöglich ein Morphiumpräparat bringen. Das lege ich mir unter die Zunge, denn da wirkt's am schnellsten. In meiner Nachbarschaft gibt's praktischerweise einige Praxen. Da kann ich auch gleich ein Notfall-MRT beim Radiologen anfordern. Netterweise verzichtet eine seiner Patientinnen auf ihre MRT-Untersuchung, damit ich mich sofort durchleuchten lassen kann. Vielen Dank dafür an dieser Stelle!

Inzwischen ist meine Frau gekommen. Das Morphium wirkt. Wir schaffen mich gemeinsam in einen Rollstuhl. Sie schiebt mich rüber. Da liege ich nun in der engen Röhre. Der Magnetresonanztomograf hämmert. Ich habe die Schallschutz-Kopfhörer auf und lasse meinen Gedanken freien Lauf. Die sind nicht gut. Ich habe Angst. Was geschieht jetzt mit meinen Patienten in der vollen Praxis? Wie lange werde ich ausfallen? Wenn ich keinen Vertretungsarzt finde, verdiene ich nicht nur kein Geld, sondern fahre jeden Tag Verluste ein. Denn ich muss die Gehälter für meine Mitarbeiter und alle anderen laufenden Kosten zahlen, auch wenn nichts in die Kasse kommt. Mir wird bewusst, wie zerbrechlich meine Existenz ist. Meine Praxis kann nicht erfolgreich sein, wenn mir etwas passiert. Wie ist es dazu gekommen? Wurde der Grundstein beim Kofferheben im Urlaub gelegt? Oder ist es der jahrelange Raubbau an meinem eigenen Körper?

Schon nach 40 Minuten wirkt die Morphiumdosierung nicht mehr

20 Minuten im MRT können einem wie eine Ewigkeit vorkommen. Meine Gedanken werden von Schmerzen unterbrochen, die wieder stärker aufkeimen. Warum reicht meine Morphiumdosierung bei anderen Schmerzgeplagten acht Stunden, während die Wirkung bei mir schon nach knapp 40 Minuten langsam verpufft? Das kann kein gutes Zeichen sein.

Glücklicherweise ist die Untersuchung jetzt abgeschlossen. Ich werde zum radiologischen Kollegen ins Sprechzimmer geführt. Der Blick meiner Frau lässt mich nichts Gutes erahnen. „Tja, jetzt hat's den Orthopäden auch an der Bandscheibe erwischt", sagt der Kollege, während ich auf seinen Befundungsmonitor starre und das Übel in der letzten Bandscheibenetage erblicke. Da zeigt sich doch tatsächlich ein Bandscheibenvorfall, der die Nervenwurzel S1 rechtsseitig unter Druck setzt. Einen Bandscheibenvorfall in diesem Ausmaß habe ich nicht erwartet. Ich hatte schließlich nicht den dafür typischen Beinschmerz mit Beteiligung der Wadenmuskulatur. Ist das vielleicht ein kleiner Trost und ein positives Zugeständnis meines Körpers? Ich schöpfe Hoffnung. Leider zu Unrecht, wie der weitere Verlauf zeigen wird.

Ich kann mir nicht mehr allein die Hose herunterziehen

Meine Frau will, dass ich die Sprechstunde für morgen absage. „Natürlich nicht", entgegne ich. Über Nacht wird's bestimmt besser. Ich bin Optimist durch und durch. Wird schon. Leider sieht die Realität am nächsten Tag anders aus. Es geht immer noch genau nichts. So muss ich mich dazu durchringen, die gesamte Woche nicht zu arbeiten. Also fünf Tage Verdienstausfall, verärgerte Patienten, die zum Teil mehrere Wochen auf ihren Termin gewartet haben, und genervte Mitarbeiter, die sich von ihnen tadeln lassen müssen. Und ich liege zu Hause.

Ich bin pflegebedürftig, kann nicht allein zur Toilette und mir nicht mehr eigenständig die Hose herunterziehen. Mein Bewegungsradius ist immer noch deutlich eingeschränkt. Meine Frau muss mir helfen. Ich musste mir bis jetzt noch nie von jemandem helfen lassen. Ich war immer der Starke – und habe das auch allen gezeigt. Jetzt bin ich der Schwache und schockiert, dass es so schnell gehen kann. Ein Kerl wie ein Baumstamm, nun zerbrechlich wie ein Grashalm.

Kompetenz und weißes Outfit schützen leider nicht vor fiesen Schmerzen

Hast du dir schon jemals darüber Gedanken gemacht, ob dein Orthopäde auch mal Rückenschmerzen hat? Oder bist du davon überzeugt, dass seine Kompetenz und das weiße Outfit ihn vor fiesen Schmerzen schützen? Wenn das so ist, wird nun eine Welt für dich zusammenbrechen: Denn ich als Facharzt für den Bewegungsapparat hatte nicht nur den beschriebenen Bandscheibenvorfall, sondern auch sonst immer wieder Episoden, in denen es mal mehr, mal weniger zwickte. Jetzt fragst du dich sicherlich, wie es dazu kommen kann. Die Antwort darauf ist einfach: Zum einen können Rückenschmerzen eine Vielzahl unterschiedlicher Ursachen haben und zum anderen sind wir Ärzte auch nur Menschen. Für mich gibt es keinen Halbgott in Weiß. Keinen Medizin-Messias, der dich mit Worten und Taten gesund macht – oder selbst immer gesund ist.

Ich kenne keinen ärztlichen Kollegen, der sich permanent an die Regeln hält, die er seinen Patienten predigt. Man muss sich von der Vorstellung lösen, dass wir Ärzte ein gesundheitlich perfektes Leben führen. Ich kenne Sport- und Ernährungsmediziner, die mehr durch körperliche Fülle als durch fachliche Kompetenz überzeugen. Ist es da verwunderlich, wenn man als Patient deren Empfehlungen anzweifelt?

Ich verrate schon an dieser Stelle: Bei den zahlreichen Ursachen für Rücken und Co. gibt es nicht die eine perfekte Therapie oder Vorbeugung. Wichtig für

ERSTE HILFE IM AKUTFALL:
DIE STUFENLAGERUNG

Um die angespannte Rückenmuskulatur zu entlasten, eignet sich die sogenannte Stufenlagerung. Dafür legst du dich rücklings auf eine nicht allzu
weiche Unterlage, schiebst ein kleines Kissen oder ein zusammengerolltes
Handtuch in den Nacken und winkelst die Beine in den Hüft- und Kniegelenken jeweils um 90 Grad an. Natürlich lässt du die Beine nicht in der Luft
schweben, sondern legst sie auf eine Erhöhung. Wahrscheinlich hast du nicht
zufällig einen Bandscheibenwürfel zur orthopädischen Lagerung im Haus?
Das macht nichts, denn es gibt Alternativen.

Mit Würfel, Sofa oder Bierkasten

Entweder packst du mehrere Sofakissen übereinander oder du nimmst einen
Getränkekasten und legst ein Kissen oder eine Decke darauf. Wenn deine
Beine eher kurz sind, wählst du einen Kasten mit 0,3-Liter-Flaschen, sind
sie länger, liegen sie auf 1-Liter-Flaschen besser. Die Höhe sollte etwa deiner
Oberschenkellänge entsprechen. Wenn du dazu neigst, deine Schmerzen
mit Alkohol zu betäuben, bist du mit einem Wasserkasten besser bedient als
mit einem Bierkasten. Hast du keine Getränkekiste griffbereit, tut's auch ein
gepolsterter Hocker, ein Sessel oder ein passendes Sofa. Hauptsache, du legst
dich nicht einfach platt auf den Boden oder ins Bett. Denn dabei lassen die
Schmerzen nicht nach.

Nur über die Seite aufstehen

In der Stufenlagerung lastet weniger Druck auf den Bandscheiben und auf
dem gesamten Bewegungssegment. Das natürliche Hohlkreuz der Lendenwirbelsäule flacht sich durch die Stufe ab. Die Bandscheibe wird weniger
belastet, die Zwischenwirbellöcher weiten sich und der Druck auf den gereizten Nerv nimmt ab. Wichtig: Bevor du aufstehst, solltest du dich zur Seite
rollen und dann erst aufstehen.

Auch andere Rückenschmerzen kannst du mit der Stufenlagerung lindern. Dazu zählt zum Beispiel der gefürchtete Hexenschuss (siehe Seite 78). Wenn du den ganzen Tag am PC sitzen oder stehen musst, fühlt es sich gut an, wenn du deinen Rücken zwischendurch mal stufenlagerst. Um Schmerzen zu lindern, Verspannungen zu lösen und dem Hohlkreuz entgegenzuwirken, solltest du grundsätzlich nicht länger als fünf Minuten in der Lagerung bleiben. Denn sie ist leider kein Wundermittel, mit dem du im Liegen gesund werden könntest.

Früher wurde Menschen mit einem Bandscheibenvorfall tatsächlich geraten, sich ein bis zwei Wochen ins Bett zu legen und abzuwarten. Heute ist das Gegenteil der Fall. Du musst dich so bald wie möglich wieder bewegen, damit deine Muskeln und Knochen nicht schwächer werden und dir am Ende neue Probleme bereiten.

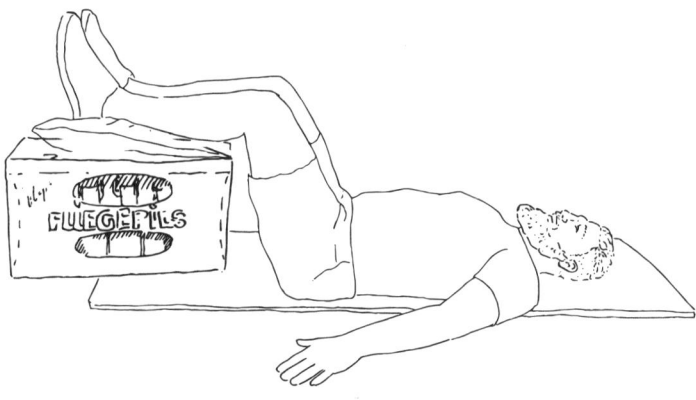

MERKE

Beine hoch und ausruhen: Die Stufenlagerung ist am Anfang und bei akuten starken Schmerzen prima, relativ angenehm und effektiv als Erste-Hilfe-Maßnahme, denn die Bandscheiben werden dabei entlastet. Sie ist aber keine Dauerlösung. Du musst nach ein paar Minuten wieder raus und dich bewegen.

die effektive Behandlung ist aber die Zusammenarbeit von Arzt und Patient. Beide müssen hoch motiviert und am Therapieerfolg interessiert sein. Fehlt die Motivation auf einer Seite, halten anfängliche Erfolge erfahrungsgemäß nicht lange an.

Warum hältst du dieses Buch in deinen Händen? Hast du es dir selbst zugelegt, um deinen Rückenschmerz endlich zu besiegen? Hat dein Partner oder deine Partnerin es dir geschenkt? Oder kommt es von einem Freund, der dein Jammern und deine schmerzbedingt schlechte Laune nicht länger ertragen will? Egal, was dahintersteckt, das Ziel muss es sein, dass du deinen Rückenschmerz in den Griff bekommst. Denn jeder Rückenschmerz reduziert die Lebensqualität. Wenn du irgendwann das Alter erreicht hast, in dem du den Erfolg deines bisherigen Lebens beziehungsweise Arbeitens genießen kannst, möchtest du das doch ohne Schmerzen tun, oder? Sollten dich eines Tages elendige Schmerzen quälen, wirst du dich wahrscheinlich fragen, warum du bisher so ungesund gelebt hast.

Unser Rücken erfordert kontinuierliche Aufmerksamkeit, damit er uns nicht quält

Wir wissen alle, dass es schwieriger ist, ein Problem zu lösen, als es gar nicht erst entstehen zu lassen. Wie immer im Leben ist alles eine Frage der Einstellung und der Motivation. Mit der falschen Einstellung und mangelnder Motivation ist man in fast allen Bereichen schlecht. Aber wie soll man sich motivieren, wenn man von Schmerzen gepeinigt wird? Wenn du für den Arzt vielleicht nur eine Nummer bist? Ich war Betroffener und gleichzeitig Orthopäde, also ein Spezialist für den Bewegungsapparat. Ich musste einen schweren und steinigen Weg gehen. Aber ich hatte ein Ziel: endlich wieder schmerzfrei sein und das ohne Operation. Dieses Ziel habe ich erreicht, auch wenn es den einen oder anderen Rückschlag zwischendurch gegeben hat. „Wenn der Orthopäde Rücken hat" ist meine Geschichte. Sie wird fortlaufend weitergeschrieben, denn unser Rücken erfordert kontinuierliche Aufmerksamkeit, damit er nicht wieder anfängt, uns zu quälen.

In Patientengesprächen höre ich oft: „Herr Doktor, Sie wissen gar nicht, welch höllische Schmerzen ich habe!" In diesen Momenten würde ich gerne verbal ausholen und meine Rückenschmerzgeschichte erzählen. Aber ich halte mich zurück. Ich ziehe es gewöhnlich vor, die Patienten nicht mit meiner persönlichen Geschichte zu belästigen, auch wenn sie daraus wichtige Informationen für beziehungsweise gegen ihre Leiden gewinnen könnten. Ich bin auch nicht der Bergdoktor, der einen kleinen Patientenstamm und viel Zeit hat, um mit seinen Patienten medizinische und vielleicht auch private Dinge zu besprechen. Ich bin Kassenarzt und eine Kassenarztpraxis ist ein Wirtschaftsunternehmen. Die Kunst des Kassenarztes besteht darin, bei allen Reglementierungen immer noch ein perfektes Zeitmanagement zu fahren und dem Patienten zu helfen. Wenn nun der Helfer selbst zum Hilflosen wird, spitzt sich die Lage zu.

Die fleischlastige Hausmannskost mit viel Leistungssport kompensiert

Meine eigene Rückengeschichte begann schon lange vor dem anfangs geschilderten Drama. Im Jahre 1974 erblickte ich in Dortmund das Licht der Welt und verhagelte meiner Mutter die Rosenmontagsfolge von Ekel Alfred in „Ein Herz und eine Seele". Dafür wurde sie aber mit einem großen Bürschchen belohnt. Meinem Vater fiel sofort nach meiner Geburt auf, dass sein erster Sohn mit seinen Maßen etwas Besonderes war: Ich war 59 Zentimeter lang und brachte 5000 Gramm auf die Waage. Meine Eltern hatten nie das Gefühl, einen Säugling im Arm zu halten. Ich war eher ein etwas zu klein geratenes Kindergartenkind in Strampelhosen. Die vorzügliche und zugegebenermaßen fleischlastige Hausmannskost meiner Mutter trug dazu bei, dass ich mich körperlich gut entwickeln konnte. Damit der Junge die ganze mit der Nahrung aufgenommene Energie nicht direkt in Fettgewebe umwandeln konnte, achteten meine Eltern schon früh auf sportliche Betätigung. So musste ich als talentloser Verteidiger einige Jahre eine Fußballmannschaft ohne große Ambitionen unterstützen. Zum Glück entdeckte mein Sportlehrer bald mein Talent für Volleyball. Das lag mir mehr. Ich wurde Spielführer in der Schul- und in einer Vereinsmannschaft. Die Erfolge ließen nicht lange auf sich warten.

Warum ich dir das erzähle? Weil ich in meiner Kindheit und Jugend nie über Rückenschmerzen geklagt habe. Ich hatte auch keine, wie mein Vater mir jetzt noch mal versicherte. Dafür bewegte ich mich. Und wie! Dank Leistungs-sport hatte ich mit 14 Jahren einen Körper, hinter dem sich ein Erwachsener verstecken konnte. Anders als heute gab es keine digitalen Medien. Wir hatten nur uns und konnten unsere (überschüssige) Energie beim Sport rauslassen. Sport und Bewegung waren in dieser Zeit immer ein Thema. Mit zunehmen-dem Alter änderten sich bei mir nur die Interessen. Mit 18 wollte ich lieber tanzen als Volleyball spielen. Dabei konnte ich mich nicht nur bewegen, son-dern als schüchterner Junge auch flirten, was die Motivation stärkte. Ja, auch der stärkste Kerl kann elegant übers Parkett gleiten, hoffte ich zumindest.

Dann begann mein Studium – und damit auch der erste körperliche Verfall. Denn das Studium der Humanmedizin insbesondere an der Ruhr-Universität Bochum war kein Zuckerschlecken. Viel zu viele Studenten auf zu wenig Stu-dienplätzen bedeutete: Es wurde gut gesiebt.

Wenn du nicht wirklich gelernt hast, bestand immer die Gefahr, dass du noch zwei Semester hinten dranhängen musst. Die Angst davor hat mich an-getrieben. Ich habe mich durchgekämpft, um alles auf Anhieb und möglichst gut zu schaffen. Viel Lernen ist da natürlich hilfreich, heißt aber auch: Ich hatte wenig Zeit für Sport und fürs weibliche Geschlecht, das ich als Tänzer zu schätzen gelernt hatte.

Orthopäden im Krankenhaus mussten groß und kräftig sein – da passte ich rein

Wenn das Studium einen großen Teil des Lebens ausmacht, ist es nicht ver-wunderlich, dass sich dabei eine Beziehung zu einer Mitstudentin entwickelt. Glücklicherweise war meine Auserwählte auch sportlich. Wir gingen regel-mäßig zusammen zum Sport. Ich hielt meine Figur. Rückenschmerz war ein Fremdwort für mich. Das änderte sich erst im Praktischen Jahr (PJ genannt). In diesem Abschnitt des Medizinstudiums müssen angehende Ärzte in einer Uniklinik arbeiten. Ich hatte einen Job als studentische Hilfskraft bei einem orthopädischen Oberarzt namens Joachim im Universitätsklinikum St. Josef-Hospital Bochum. Da lag es nahe, in die Orthopädie zu gehen. Denn wenn es nach meinem alten Professor und Klinikchef Jürgen geht, ist die Orthopädie die Königsdisziplin unter den medizinischen Fächern. Mich lockte auch noch etwas anderes: Um die Jahrtausendwende mussten Orthopäden in diesem Krankenhaus nicht nur fachlich qualifiziert sein, sondern auch groß und kräftig. Da passte ich rein. Ich landete im damaligen deutschen Top-Krankenhaus für Rückenschmerzen auf einer der wenigen Assistenzarztstellen und war mächtig stolz. Auch sonst lief es gut. Ich schrieb meine Doktorarbeit, war frischgebackener Arzt, verheiratet und bald Vater meiner bezaubernden Wunschtochter Marlene.

Aber ich hatte auch ein Problem: Anders als die meisten meiner damaligen Kollegen kam ich nicht aus einer Arztfamilie, sondern wollte meine eigene Arztdynastie erst aufbauen. Um den Lebensunterhalt für meine Familie und mich zu sichern, musste ich viele Dienste im Monat machen. Ich spreche von Diensten, die anfangs noch bis zu 36 Stunden am Stück dauerten – im schlimmsten Fall ohne Schlaf. Das Grundgehalt eines Anfängerarztes war damals so niedrig, dass man problemlos einen Wohnberechtigungsschein erhielt.

Schlank dank Stress, aber die ersten Rückenschmerzen schlichen sich ein

Mit den Diensten konnte ich mir ein bisschen Luxus gönnen, wobei meine Ansprüche bescheiden waren. Eine freie Nacht zum Beispiel, die ich mit meiner nachtaktiven Tochter verbrachte. Zu den Klängen der Münchener Freiheit („Ohne dich schlaf ich heut Nacht nicht ein") hatte ich die Aufgabe, mit ihr umherzulaufen und sie in den Schlaf zu wiegen. Denn ich wollte meine Vaterrolle natürlich auch ausleben. Wenig Schlaf, wenig Sport, viel Arbeit, wenig Personal, unbezahlte Überstunden, stundenlange Operationen und keine geregelten Mahlzeiten. Bald kannte ich alle Dönerexpressfahrer der Stadt mit Namen. Kleiner Pluspunkt: Der Stress hielt mich schlank. Mein Körpergewicht blieb stabil. Dafür nahm ich eine andere Entwicklung nur sehr langsam wahr: Meine ersten eigenen Rückenschmerzen schlichen sich ein.

Zuerst schob ich das auf die Röntgenschürze aus Blei, die ich bei Operationen mehrere Stunden tragen musste. Dann meldete sich der Rücken auch in der Freizeit. Und was macht ein angehender Orthopäde in so einer Situation? Er ignoriert die Schmerzen, denn schließlich ist er ein Kerl wie ein Baumstamm. Schmerz bedeutet Schwäche. Und Schwäche kann man sich in einer orthopädischen Universitätsklinik ebenso wenig wie im Privatleben leisten, dachte ich damals zumindest.

Glücklicherweise kannte ich die Ursache meiner Beschwerden und konnte einen Bandscheibenvorfall ausschließen. Denn dafür fehlten die Symptome. Ich wusste, dass schon damals einiges zusammenkam. Zu wenig Sport, zu viel Stress und zu ungesunde Ernährung. Trotzdem wollte ich meine Situation wohl nicht ändern. Sollte ich die private Zeit mit meiner Familie reduzieren, um ins Fitnessstudio zu gehen? Meine Frau in der Freizeit mit dem Kind allein lassen? Nein, das wollte ich nicht. Da ich an meiner beruflichen Situation nichts ändern konnte, gingen drei weitere Jahre ins Land, ohne dass ich etwas für meinen Rücken tat. Dann kam unsere Tochter in den Kindergarten. Ich traf andere Väter, die zunehmend körperlich verfielen. Manchen fehlte der Drive, wieder loszulegen. Andere hatten sich ihrem Schicksal ergeben und gar nicht mehr den Anspruch, wieder in Form zu kommen.

Der Rücken mag einfach keine Beschleunigung von null auf hundert

Ich motivierte die Vätertruppe zum Badminton und spürte sofort wieder meinen „Killerinstinkt". Den unbändigen Willen zu siegen, der mich schon damals beim Volleyballspiel angetrieben hatte. Wenn, dann auch richtig. Verlieren gibt's bei mir erst, wenn das Spiel zu Ende ist. Ansonsten geht's mit Vollgas in den Kampf. Leider war ich nicht mehr 18, sondern 30. Meine Übermotivation hatte sofort Folgen: Der Rücken gab keine Ruhe, sondern nervte mich weiter mit Schmerzen. Er mag einfach keine Beschleunigung von null auf hundert. Während ich meinen Patienten schon damals einen behutsamen Wiedereinstieg in den Sport empfahl, galt das wohl für mich nicht.

Ich hätte mich als Verlierer gefühlt, wenn ich meine neu gewonnene sportliche Freiheit schnell wieder aufgegeben hätte. So musste ich lernen, meinen Körper langsam wieder an seine maximale Belastbarkeit heranzuführen. Irgendwann konnte ich schmerzfrei spielen – und (fast) alle meine Gegner gnadenlos besiegen. Dann wurde das zweite Kind geboren, mein wunderbarer Sohn Max. Für mich galt wieder: Familie vor Sport. Doch diesmal wollte ich nicht ganz aufhören, sondern nur etwas weniger trainieren. Mit zwei Kindern war es auch an der Zeit, sich nach einer größeren Unterkunft umzuschauen. Gesucht und gefunden – im selben Jahr zogen wir ins Eigenheim. Was auf der einen Seite schön ist, bringt auf der anderen Seite zusätzliche finanzielle Belastungen mit sich. Meine Frau blieb für die Kinder zu Hause. Ein Gehalt fiel weg. Wir brauchten zwei Autos. Ich musste wieder Nachtdienste machen.

Rückenschmerzen haben auch immer etwas mit Lebensumständen zu tun

Damit du mich nicht falsch verstehst: Ich möchte nicht auf hohem Niveau klagen, aber wer glaubt, dass man als junger Krankenhausarzt reich ist, der irrt in den meisten Fällen. Ich erzähle dir meine Geschichte so ausführlich, weil sie zeigt, wie Rückenschmerzen mit den Lebensumständen eines Menschen zusammenhängen. Das ist bei mir nicht anders als bei dir oder bei meinen Patienten. Der alte Rhythmus schlich sich wieder ein, diesmal mit mehr medizinischer Verantwortung. Pizza um Mitternacht in der Klinik, zu Hause Nächte mit Baby im Arm. Mittlerweile operierte ich eigenständig an der Wirbelsäule und war erfahren, was das Setzen von rückenmarksnahen Spritzen anging. Ich behandelte Patienten aus ganz Europa – und freute mich über die Erfolge, die wir minimalinvasiv erreichen konnten. Der Satz meines Klinikdirektors bestimmte mein ärztliches Handeln: „Wir Orthopäden operieren gut und gerne. Aber wenn's geht, müssen wir eine Operation vermeiden."

Ich hatte aus meinen persönlichen Fehlern gelernt und nutzte jede freie Minute, um Rückenschmerzen zu verhindern. Ich empfand es als Glück, dass in unmittelbarer Nachbarschaft ein Fitnessstudio eröffnete. Um Geld zu sparen, bot ich dort einmal in der Woche eine Sprechstunde an. Im Gegenzug bekam ich die Schlüssel zum Studio und konnte trainieren, wann immer ich wollte. Erfreulicher Nebeneffekt: Außerhalb des Krankenhauses konnte ich mir einen Namen als Sportarzt machen.

Trotz 24-Stunden-Diensten arbeitete ich freiwillig in der orthopädischen Praxis bei meinem Freund Andreas in Wattenscheid. Warum? In der Klinik behandelt man nur strukturelle Veränderungen an der Wirbelsäule, in einer Praxis aber meist funktionelle Beschwerden. Ich wollte beides können und holte mir wieder zusätzlichen Stress ins Haus, statt mal auszuspannen.

Unter Druck tat der Rücken weh, obwohl ich gut trainiert und gesund war

Ich genoss die Rushhour meines Lebens, liebte meine Frau, meinen Beruf, meine Familie, konnte aber wohl nicht allem gleichzeitig gerecht werden. Als unsere Ehe kriselte, wusste ich nicht, was ich falsch machte, und war überzeugt, dass es nicht an mir liegt. Nach langer Zeit kehrten die Rückenschmerzen zurück, obwohl ich gut in Form war. Die Muskeln waren gleichmäßig und ausreichend trainiert. Ich hatte mein Normalgewicht. Es gab keinen Hinweis auf eine strukturelle Veränderung wie einen Bandscheibenvorfall. Dennoch tat der Rücken weh, wenn ich unter Druck stand.

Diesmal wollte ich nicht den gleichen Fehler machen und die Warnsignale meines Körpers wieder ignorieren. So fasste ich den Entschluss, mich beruflich zu verändern und als Facharzt für Orthopädie und Unfallchirurgie in die Niederlassung zu gehen. Als Oberarzt im Klinikum hätte ich weiter Nacht- und Wochenenddienste schieben und immer in Bereitschaft sein müssen. Das schien mir auf einmal nicht mehr erstrebenswert. Außerdem sah ich die Chance, meine Ehe zu retten, indem ich weniger arbeitete.

Es kam aber erst mal anders. Da kein Kassenarztsitz frei war, musste ich als Assistenzarzt in einer großen orthopädischen Praxis in Bochum anfangen. Ich legte mich mächtig ins Zeug, um möglichst schnell Teilhaber zu werden. Mehr Zeit für die Familie? Fehlanzeige. Stattdessen besuchte ich Weiterbildungen in ganz Deutschland und war noch weniger zu Hause. Je weiter ich mich von zu Hause entfernte, desto anfälliger wurde ich wohl für Versuchungen. Meine neue Beziehung war zwar für den Moment schön, belastete mich aber auf Dauer und hielt daher nicht lange. Ich litt unter Gewissensbissen, weil ich die Ideale einer harmonischen und liebevollen Ehe, wie ich sie von meinen Eltern kannte, nicht aufrechthalten konnte. Mein Rücken meldete sich zurück. Anfangs unterschwellig, dann aber eindeutig.

Eine Trennung, die die Kinder ohne seelischen Schaden überstehen sollten, meine finanziellen Verpflichtungen, viel Arbeit und viel Stress bestimmten die nächste Zeit. In dieser Phase war ich Stammgast am Fast-Food-Drive-in-Schalter. Für Sport blieb leider keine Minute, sagte ich mir, denn im Erfinden von Ausreden war und bin ich immer noch gut. Körperliches Training, so rechtfertigte ich meine Untätigkeit vor mir selbst, stand immerhin täglich auf dem Programm. Das war allerdings recht einseitig: Ich renkte mehrmals am Tag meine Patienten ein. Mein Leistungspensum hing von deren Körpergewicht ab.

Ein Foto lieferte den Beweis: Ich war im Vergleich zu früher nicht mehr in Shape

Eines Tages hielt meine Tochter mir ein älteres Foto vor und erklärte, was sich nicht bestreiten ließ: Ich war im Vergleich zu früher nicht mehr optimal in Shape. Das wurmte mich. Schließlich war ich immer sportlich und habe einen Ruf zu verteidigen. Auch als Sportmediziner am Olympiastützpunkt Bochum-Wattenscheid wollte ich das nicht auf mir sitzen lassen. Ich legte wieder los. Ging ins Fitnessstudio, trainierte zu Hause und ließ auch sonst keine Gelegenheit für körperliche Betätigungen aus. Ob ich deshalb einer meiner Lieblingspatientinnen ins Auge fiel? Ich weiß es nicht. Es dauerte jedenfalls nicht lange, bis Melanie und ich ein Paar wurden. Es war wie so oft bei mir: Mit der neuen Patchworkfamilie lief es zwar recht gut, doch mein Stress ließ deshalb nicht nach, wie mein Rücken mir ausgerechnet im Urlaub signalisierte. Jetzt bloß kein Spielverderber sein, dachte ich. Schmerzmittel rein und weitermachen. Einen Tag später passierte das, was ich dir am Anfang dieses Buchs schon erzählt habe.

MEINE THERAPIE: SCHMERZEN LINDERN, UM WEITERZULEBEN UND WEITERZUARBEITEN

Wenn jede Bewegung zu Schmerzen führt, dann vermeidet man sie am besten. Um das Risiko für einen Bewegungsschmerz zu reduzieren, bat ich das örtliche Sanitätshaus, mir eine Auswahl an Rückenorthesen nach Hause zu liefern. Ich wollte so die optimale Fixierung für meinen Rücken finden. Diese Orthesen geben Halt, stabilisieren und verhindern im günstigsten Fall eine unbedachte Bewegung. Meine Entscheidung fiel auf eine Orthese, die sich wie ein Panzer mit Bauch-weg-Effekt an meinen Körper schmiegte. Den ansonsten netten Nebeneffekt brauchte ich allerdings kaum noch, denn ich hatte keine Lust mehr zu essen. Die Medikamente machten mich so müde, dass ich meine Existenzängste zeitweise vergessen konnte. Zusammen mit meinem Apotheker suchte ich nach der optimalen Medikamentenkombination. Ich weiß ja, dass es wichtig ist, den Schmerzkreislauf schnell zu durchbrechen. Denn wenn Schmerz über einen längeren Zeitraum besteht, kann er chronisch werden. Und dann ist die Behandlung sehr langwierig.

Schluss mit den Morphinpräparaten, ich entschied mich für den kalten Entzug

Also schnell Schmerz reduzieren. Ich hatte den Eindruck, dass mir das gelingt. Deshalb entschloss ich mich am fünften Tag, mit den Morphinpräparaten aufzuhören. Schließlich wollte ich zwei Tage später wieder arbeiten. Ich hatte aber nicht an die Folgen gedacht. Wer sofort viel Morphin nimmt, damit hoch dosiert ein paar Tage weitermacht und es dann abrupt wieder absetzt, bekommt Entzugserscheinungen. Das gilt leider auch für Ärzte. Ich war nervös, unruhig, unausgeglichen, hatte Kopfschmerzen und fühlte mich unwohl. Trotzdem entschied ich mich für den kalten Entzug. Ich kann meine Patienten schließlich nur „clean" behandeln.

Ich hielt durch, um eine Woche später wieder in der Praxis zu sein. Meine Frau fuhr mich hin; ich schleppte mich mit Krücken in den zweiten Stock und versteckte die Dinger; sie sind ja nicht gerade ein Qualitätsmerkmal für einen

Orthopäden. Meine Patienten hätte ich in diesem Zustand aus dem Verkehr gezogen und arbeitsunfähig geschrieben. Hätten sie mir meine MRT-Bilder gebracht, hätte ich sie ins Krankenhaus eingewiesen. Dort hätten die Kollegen sich höchstwahrscheinlich sofort Gedanken um eine Operation gemacht.

Operation? Das hatte ich bis dahin so gut es geht verdrängt. Welcher Orthopäde würde schon freiwillig einen Kollegen an seinem Rücken herumschnibbeln lassen? Nah am Rückenmark mit allen möglichen Komplikationen? Trotz meiner Beschwerden hatte ich keine Symptome, die eine sofortige Operation gerechtfertigt hätten. Denn auch stärkste Schmerzen allein sind keine eindeutige OP-Indikation. Warum also unnötig ein Risiko eingehen? Ich hatte doch meine Schmerzmittel, meine Rückenorthese, meine Krücken – und meine Frau, die mich unterstützte.

Als Arzt weiß ich, wie man Injektionen setzt, als Patient bin ich ein Spritzenphobiker

Sie war es auch, die mich fragte, ob es nicht mal an der Zeit für eine sogenannte Epi-Spritze wäre (dazu mehr auf Seite 158). So eine Epi-Spritze, wie ich sie Patienten mit einer Nervenwurzelreizung gebe. Hallo? Ich und Spritzen bekommen? Ich gehöre zu den Leuten, die ihre Tetanusschutz-Auffrischungsimpfung aus Angst vor dem Einstich herauszögern. Ja, ich oute mich nun als Spritzenphobiker, solange ich Patient bin. Als Arzt habe ich damit keine Probleme. Ich habe in meinem Leben mehr als tausend Injektionen an fast allen Körperstellen souverän gesetzt, wie ich es in der Uniklinik an Leichen und Schweinerücken bis zur Erschöpfung geübt habe. Immer mit dem Ziel, mich an der tastbaren Anatomie des Patienten zu orientieren und Röntgenstrahlen zu vermeiden. Und jetzt sollte ich mich auf die „gute" Seite der Behandlungsliege setzen und eine Kollegin oder einen Kollegen gewähren lassen? Den Gedanken verdrängte ich mal schnell wieder. So schlimm ist es dann doch nicht, entschied ich.

Da vertraute ich lieber auf die Apparate in meiner Praxis. Wärme tut immer gut. Wir haben zum Beispiel eine therapeutische Mikrowelle, ein Gerät, das Wärme erzeugt, die in die tiefen Gewebeschichten eindringen kann, und eine Vibrationsliege mit Infrarotwärme. Ein tolles Teil, das mit Vibrationen und

Wärme verkrampfte Muskeln entspannt. Da habe ich die empfohlenen 15 Minuten gerne mal ausgeweitet. Wenn diese Liege stoppte, glaubte ich, ein paar Sekunden lang zu schweben. Wunderbar! Leider hält das Glück nicht lange an. Die Beschwerden kommen viel zu schnell von ganz allein zurück. Ich musste also zu härteren Maßnahmen übergehen und mich zu einem Physiotherapeuten begeben. Ansonsten war ich hilflos. Ich, selbst Facharzt für Orthopädie, voll privat versichert, bekannt mit (fast) jedem Rückenspezialisten in Deutschland, hatte keinen Plan mehr.

Ich arbeitete abwechselnd mit meinen Patienten und an mir selbst als Patient

Um meine Arbeitsfähigkeit möglichst schnell wiederherzustellen, buchte ich jeden zweiten Tag eine krankengymnastische Übungsbehandlung. Glücklicherweise stand mir ein Physiotherapeut zur Seite, den ich selbst als Arzt der Uniklinik in der Schule für Physiotherapie unterrichtet hatte. Der beherrschte sein Fach. Mein Leben bestand in dieser Zeit nur aus meiner Arbeit am Patienten und aus Arbeit an mir als Patient. Privat lebte ich wie im Lazarett. Frau und Kinder sahen einen zerbrechlichen Vater, der nur langsam Fortschritte machte. Rückenschmerzbehandlung ist wie Tanzen, dachte ich. Erst geht's zwei Schritte vor, dann mal wieder einen zurück. Aber Hauptsache, die Richtung stimmt.

Als der Physiotherapeut meines Vertrauens in den Urlaub ging, musste ich nach einem anderen Ausschau halten. Auch diesmal suchte ich einen, der in derselben Uniklinik wie ich seine Ausbildung gemacht hatte und von meinem alten Chef instruiert worden war, was er noch alles mit mir als Patient veranstalten sollte.

Innere Stabilität? Dieses Thema habe ich viel zu lange vernachlässigt

Wir legten den Schwerpunkt auf Stabilisationsübungen. Denn innere Stabilität – ich nenne sie in diesem Buch die Kern- oder auch Core-Stabilität – ist die Grundvoraussetzung für einen gesunden Rücken. Das war mir zwar als Sportmediziner natürlich geläufig. Für unsere Top-Athleten am Olympiastützpunkt ist es ein zentraler Inhalt des Trainingsprogramms. Meine Patienten kannten es von mir, aber ich selbst habe es schlicht und einfach vernachlässigt.

Um zu verstehen, warum das so wichtig ist, muss man wissen, dass die kleinen Muskeln, die die Wirbelsäule stabilisieren, bei einem Bandscheibenvorfall nicht mehr richtig angesteuert werden. Damit der dafür zuständige Mechanismus wieder in Fahrt kommt, gibt es ein ganz spezielles, hocheffektives Training: Beckenbodentraining heißt das Zauberwort.

Wenn du jetzt staunst, geht es dir wie mir. „Das ist doch eine Sache für Frauen nach der Entbindung", denkst du vielleicht. Oder es hilft eher gegen Inkontinenzprobleme bei Blasensenkung im Alter. Solche Gedanken hatte ich auch. Es dauerte eine Zeit, bis mein Physiotherapeut mich vom Sinn dieses Trainings überzeugen konnte. Er versorgte mich mit entsprechenden Studien, die mein früherer Professor gemacht hatte. Schließlich kennt der Therapeut mich als universitär denkenden Arzt. Trotzdem blieb ich skeptisch. Leider gab es keine Alternative. Ich musste Beckenbodenathlet werden. Erst unter Aufsicht, dann allein zu Hause. Tatsächlich spürte ich Fortschritte. Endlich! Ich hatte so lange darauf gewartet. Die Schmerzen ließen nach. Wie ein Beckenbodentraining aussieht, zeige ich dir mit passenden Übungen ab Seite 172.

Mein Schmerz veränderte sich: Plötzlich tat auch die rechte Wade weh

Drei Monate später hatte ich zwar weniger Schmerzen, aber sie waren nie weg. Dass ich trotzdem meine Praxis weiterführte, machte mich ein bisschen stolz. Immerhin konnte ich sagen, dass ich wohl auf dem Weg der Besserung war. Das dachte ich zumindest bis zu dem Morgen, an dem es zu einem bösen Erwachen kam. Mein Schmerz hatte sich über Nacht verändert: Auf einmal tat es in meiner rechten Wade weh. Sie krampfte maximal. Das war kein Muskelkater, sondern das Resultat einer Nervenwurzelreizung. Die kann zwar verschiedene Ursachen haben, entsteht aber meistens durch einen Bandscheibenvorfall. Ich wusste jetzt, dass mein Schmerz gerade im Begriff war, chronisch zu werden, was ich ja eigentlich mit allen Mitteln verhindern wollte.

Alles, was ich gemacht hatte, war wohl nicht ausreichend. Ich musste mich mit dem Gedanken an die rückmarksnahe Epi-Spritze abfinden. Aber wer sollte mir die setzen? Ich musste jemanden finden, der die Injektionstechniken genau wie ich von der Pike auf beim selben Chef mit der gleichen Erfahrung gelernt hat – aber bitte nicht in der gleichen Stadt praktizieren sollte.

Ich saß da wie auf der Schlachtbank und hatte Angst, denn ich kenne die Risiken

Meine Frau fuhr mich in der nächsten Mittagspause in die Nachbarstadt Essen zu meiner ehemaligen Arbeitskollegin Cordelia. Anamnesegespräch, Untersuchung, MRT-Bilder – die Diagnose und die Indikation waren schnell bestätigt. Ich wollte keine vermeidbare Strahlung und verzichtete auf Röntgen- und CT-Durchleuchtung. Nun saß ich da wie auf der Schlachtbank. Ich hatte Angst, denn ich kenne die Risiken einer solchen Injektion. Meine Patienten darüber aufzuklären, fällt mir immer leicht, aber mich selbst genau diesen Risiken auszusetzen, war verdammt schwer. Cordelia und ich waren uns einig, dass die Wurzelblockade mit einem Kortisonzusatz erfolgen sollte (mehr dazu findest du auf Seite 157). So hatten wir beide es bei unserem früheren Chef gelernt und selbst erfolgreich praktiziert.

Mittlerweile ist das in ambulanten Praxen jedoch keine Kassenleistung mehr, während es im Krankenhaus weiterhin praktiziert wird. Ich hätte es auch selbst bezahlt, denn wenn ich mir schon eine Injektion am Rücken setzen lasse, dann soll die natürlich auch so effektiv wie möglich sein. Die entzündungshemmende Wirkung des Kortisons an der gereizten Nervenwurzel wollte ich unbedingt noch mitnehmen.

Eine Arzthelferin musste Händchen halten, mein Puls stieg, aber der Blutdruck hielt

Während mir eine Arzthelferin Händchen hielt, ging Cordelia ans Werk und machte das zu meiner Beruhigung seht gut. Glücklicherweise konnte mein Körper den Stress offenbar ausgleichen. EKG und Sauerstoffsättigung im Blut blieben unauffällig. Natürlich stieg mein Puls, aber der Blutdruck rutschte nicht in den Keller. Für die vorgesehene Kontrollstunde auf der Liege blieb in der Mittagspause keine Zeit. Als Arzt konnte ich mich eigenverantwortlich vorzeitig entlassen. Ich machte weiterhin kleine Fortschritte. Die Schmerzen ließen weiter nach. Auch meine Existenzängste klangen allmählich ab. Ich konnte meine Schmerzmittel reduzieren und die Panzer-Orthese gegen ein leichteres Modell eintauschen. Natürlich war es nicht mit einer Injektion getan. Insgesamt waren am Ende zehn, sodass ich bald eine Schlachtbank-Routine entwickelt hatte. Das war alles andere als ein Vergnügen, aber der Erfolg meiner multimodalen Therapie motivierte mich zum Durchhalten. Ich war zwar noch nicht schmerzfrei, spürte aber wieder Lebensfreude und sofort auch wieder Lust auf Neues. Als mein orthopädischer Freund Andreas mich fragte, ob ich ihn als Mannschaftsarzt der Schalke-Profis unterstützen wollte, musste ich einfach zusagen.

Heimliches Training: warum ich auf Schalkes Teambank so angespannt wirkte

Vielleicht hast du mich seinerzeit mal auf der Teambank der Königsblauen gesehen und dich gefragt, warum ich so angespannt wirkte. Hier verrate ich es dir: Ich war im wahrsten Sinne des Wortes angespannt, denn ich arbeitete still und heimlich bei jeder erdenklichen Gelegenheit an meinem Beckenboden. Das hat sich gelohnt. Ein Jahr nach meinem Tag X gelang mir etwas, das mir zwölf Monate vorher undenkbar erschienen wäre. Ich konnte wieder auf mein Wakeboard. Das ist ein Wassersportgerät, das man sich wie ein Brett unter die Füße schnallt, um damit – gezogen von einem Boot oder am Kabel – durchs Wasser zu gleiten oder zu springen. Zuerst wagte ich es nur auf Knien. Als das klappte, traute ich mich an den großen Absprung auf dem Brett. Mein Rücken hielt. Ich hielt die Körperspannung, die bei dieser Sportart enorm wichtig ist. Trotz aller Rückschläge war ich tatsächlich schmerzfrei und konnte mein Leben wieder genießen.

Du hast einen Hexenschuss oder andere fiese Schmerzen im Kreuz? Dann können diese Übungen deine Rettung sein – zumindest bis und während Schmerzmittel wirken. Ansonsten helfen sie dir auch, wenn du deinen Rücken entlasten musst.

1. STUFENLAGERUNG

Diese Übung kennst du schon als Erste-Hilfe-Maßnahme von Seite 16. Du legst dich auf den Rücken und die Beine so auf einen Getränkekasten (eventuell mit Kissen), dass die Hüft- und Kniegelenke um 90 Grad gebeugt sind. 5 Minuten entspannt liegen.

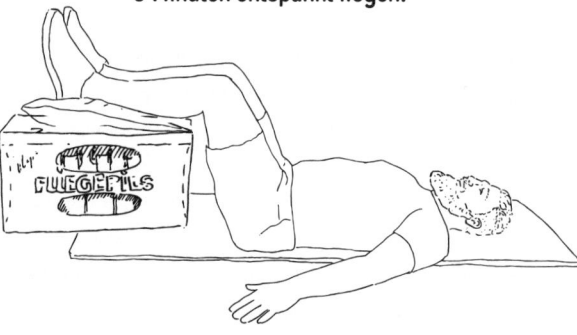

2. DIE KATZE

Geh in den Vierfüßlerstand und beweg deinen Rücken wie eine Katze. Also rund nach oben aufwölben (Katzenbuckel) und dann die Gegenbewegung machen: die Wirbelsäule nach unten fallen lassen. 10- bis 15-mal abwechselnd buckeln und durchhängen.

3. RÜCKENMUSKELN FLEXEN

Entspannung für den unteren Rücken: Leg dich mit aus-
gebreiteten Armen hin und stell die Beine angewinkelt auf.
Dann lässt du beide Beine locker nach links kippen, legst
sie kurz neben dem Körper ab und hebst sie wieder hoch,
um das Gleiche nach rechts zu machen. Jede Seite 10-mal.

4. BRUSTWIRBELSÄULE MOBILISIEREN

Du bleibst im Vierfüßlerstand,
nimmst einen Arm hinter den
Kopf, drehst den Körper auf und
ziehst den Ellenbogen Richtung
Decke. Dann führst du den Ellenbogen unterm Bauch diagonal
Richtung Knie. Das machst du
10- bis 15-mal, bevor du die
Seite wechselst.

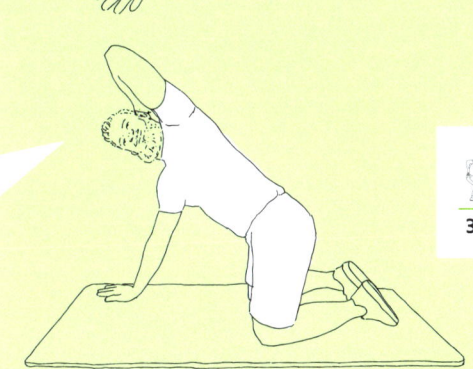

5. DEHNUNG DER GESÄSSMUSKELN

Diese Übung hilft gegen verspannte
Gesäßmuskeln. Wenn du keine
starken Schmerzen hast. Auf dem
Rücken liegend schlägst du ein
Bein ein und ziehst am Oberschenkel des anderen Beins. 15 Sekunden
halten, Seitenwechsel.

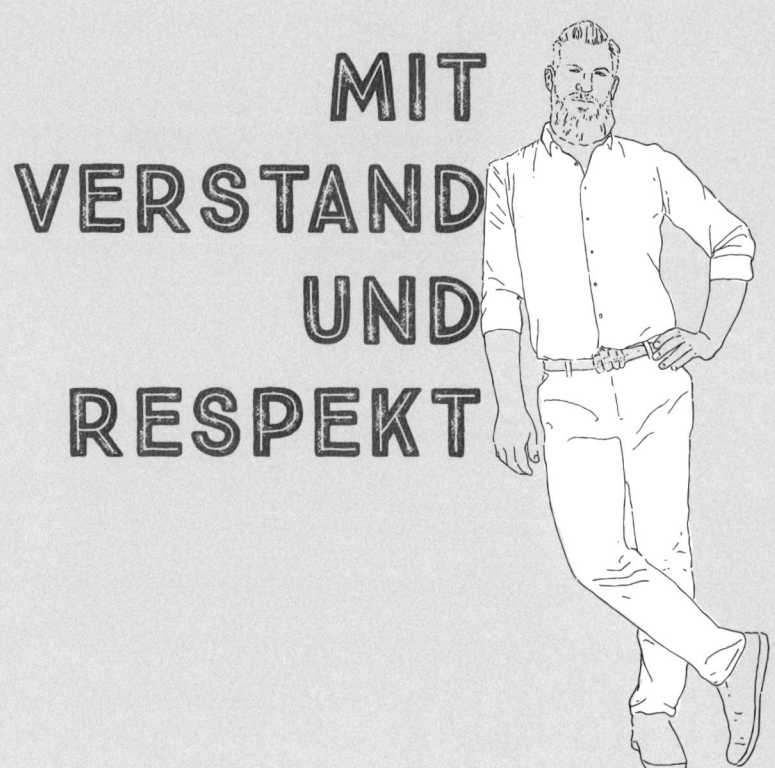

MIT
VERSTAND
UND
RESPEKT

Wenn du und dein Arzt als Team effektiv zusammenarbeiten, gelingt der Weg aus dem Schmerz am besten. Wann solltest du mit Rücken zum Arzt? Und wenn ja, zu welchem? Wie erkennst du einen guten Orthopäden? Und woran erkennt der Orthopäde einen guten Patienten? Hier geht's um eine komplizierte zwischenmenschliche Beziehung.

DER BESTE ZEITPUNKT: WANN DU MIT RÜCKEN ZUM ARZT SOLLTEST

Wann sollte, muss oder darf man bei Rückenschmerzen zum Arzt? Das werde ich häufig gefragt. Ist es sinnvoll, sich bereits mit einem leichten Ziehen im Bereich der Wirbelsäule auf den Weg in eine orthopädische Praxis zu machen? Oder solltest du besser warten, bis fast gar nichts mehr geht? Ich frage meine Patienten immer nach der gefühlten Schmerzintensität auf einer Skala von 0 (gar kein Schmerz) bis 10 (denkbar schlimmster Schmerz). Meinen eigenen Schmerz hätte ich seinerzeit übrigens mit 11 bewertet, aber das sieht keine Skala vor. Da Schmerz ein subjektives Empfinden ist, gibt es natürlich keine festen Regeln, aber Orientierungspunkte. Mein Rat: Bei einer Schmerzintensität von 5 solltest du relativ zeitnah einen Arzt aufsuchen.

Bitte schlepp dich nicht unter Höllenqualen in die nächste Praxis

Wenn du dich absolut nicht mehr bewegen kannst, ist das ein klares Zeichen. In Fällen wie meinem wirst du es nicht mehr bis in die nächste Praxis schaffen. Dann bleibt dir die Wahl, entweder telefonisch nach einem Hausbesuch zu fragen oder sofort das einzig Richtige zu tun – nämlich die 112 zu wählen und dich per Krankentransport in das nächstgelegene Krankenhaus bringen zu lassen. Bitte schlepp dich nicht unter Höllenschmerzen in eine Praxis, in der man nichts anderes für dich tun kann, als den Krankenwagen zu rufen. Nicht nur die Stärke des Schmerzes spielt eine Rolle, sondern auch die Dauer.

Niemand ist sicher vor Rückenschmerzen. Mal hat man sich falsch bewegt, nachts verlegt oder den Rücken überlastet – und zack, ist der Schmerz da. Natürlich kannst du damit sofort zum Arzt gehen, dich in ein überfülltes Wartezimmer setzen und mehrere Stunden warten, bis dein Orthopäde dir rät, deinen Rücken zu wärmen und ein frei verkäufliches Schmerzmittel zu nehmen. Damit liegt er in vielen Fällen richtig. Auch wenn Schmerz ein Warnsymptom deines Körpers ist, musst du mit Schmerzen nicht sofort zum Arzt. Vorher kannst du auch selbst einiges probieren. Begib dich zum Beispiel in die Stufenlagerung (siehe Seite 16). Auch die gute alte Wärmflasche hilft. Du darfst es nur nicht übertreiben und die Flasche zu heiß auf deinen Rücken legen. Ich habe schon einige Hautverbrennungen gesehen. Du musst auch nicht den Helden spielen und auf Schmerzmittel verzichten. Lass dich ruhig in der Apotheke beraten. Wenn all das nach einer Woche nicht hilft, solltest du einen Arzt kontaktieren.

Achte auf die Symptome: Wenn eine Lähmung droht, muss es schnell gehen

Natürlich gibt's auch Ausnahmen, bei denen du sofort zum Facharzt und schnell behandelt werden musst. So können Schmerzen im Rücken mit Ausstrahlung ins Bein oder in den Anogenitalbereich (das ist der Bereich mit Geschlechtsteilen und Darmausgang) auf eine Nervenwurzelreizung hindeuten. Je länger das anhält, desto schlechter regeneriert sich der Nerv. Damit kein bleibender Nervenschaden mit Lähmung entsteht, muss sofort etwas passieren. Folgende Symptome sind typisch:

- Du kannst deinen Fuß nicht mehr mit voller Kraft hoch- oder runterdrücken; er ist so kraftlos, dass du beim Laufen mit der Spitze am Teppich hängen bleibst.
- Du spürst ein Taubheitsgefühl im Anogenitalbereich. Möglicherweise geht unbeabsichtigt Urin ab.

Im Notfall stellst du dich direkt in der Orthopädie eines Krankenhauses vor

Wenn du nicht sofort einen Termin bekommst, stellst du dich notfalls direkt in der orthopädischen Abteilung eines Krankenhauses vor. Grundsätzlich kann ich jedem Rückenschmerzpatienten raten, bei der geringsten Unsicherheit zum Arzt zu gehen. Lieber einmal zu viel und zu früh als zu spät. Sei deiner Facharztpraxis nicht böse, wenn sie dort deinen subjektiven Schmerz vielleicht nicht so würdigen, wie du es erwartest, dafür aber objektive Bewertungsparameter prüfen beziehungsweise abfragen, um herauszufinden, wie dringend du behandelt werden musst.

ARZT GESUCHT: WIE DU DEN ORTHOPÄDEN DEINES VERTRAUENS FINDEST

Wer ist wohl der Orthopäde meines Vertrauens? In aller Bescheidenheit – das bin natürlich ich selbst. Welcher Orthopäde würde auch anders auf diese Frage antworten? Wenn du nicht gerade in meinem Revier wohnst, musst du dir einen anderen suchen. Wahrscheinlich fragst du Bekannte oder googelst. Dabei stößt du auf Bewertungen von erstaunlicher Bandbreite. Im Internet darf jeder anonym über die Kompetenz eines Arztes und seines Teams urteilen, wie er will. Die einen sind begeistert, die anderen frustriert. Das ist menschlich, aber für dich wenig hilfreich, denn vor allem schlechte Bewertungen kommen oft zustande, wenn Patienten unerfüllbare Erwartungen haben. Das kann niemand vermeiden. Betrachte diese Bewertung als subjektive Einschätzungen. Andere Kriterien sind wichtiger. Hier verrate ich dir sechs Dinge, an denen du unabhängig von Internetbewertungen einen wirklich guten Facharzt für Orthopädie erkennst:

1. Ein guter Orthopäde erkundigt sich sehr genau nach deinen Beschwerden

Sei vorsichtig, wenn er die Kunst der sogenannten Türrahmendiagnostik offenbar beherrscht. Das heißt: Er fragt dich nur, wo es denn wehtut, schickt dich zum Röntgen und rauscht weiter zum nächsten Patienten. Das ist nicht souverän, sondern anmaßend. Ein guter Orthopäde fragt nach deiner persönlichen Rückengeschichte. Wenn er die kennt, kann er mögliche Ursachen viel besser eingrenzen.

Du musst ihm jetzt nicht dein ganzes Leben erzählen und solltest auch nicht erwarten, dass er die beiden Ordner voller Krankheitsberichte, die du mitgebracht hast, auf der Stelle durcharbeitet. Dafür hat er keine Zeit. Er wird nachfragen: Wo sitzt der Schmerz? Seit wann besteht er? Wie fühlt er sich an? Gibt es ein auslösendes Ereignis? Hast du irgendwelche Vorerkrankungen? Es geht jetzt darum, in möglichst kurzer Zeit viel zu erfahren. Denn im Wartezimmer sitzen noch andere Patienten.

2. Ein guter Orthopäde bleibt objektiv und ist bereit, Vorbefunde zu hinterfragen

Ein Beispiel: Ich frage einen Patienten nach seinen Beschwerden. Er gibt keine Antwort, sondern legt mir seine MRT-CD auf den Tisch und erklärt: „Ich habe einen Bandscheibenvorfall." „Das ist mir erst einmal egal", rutscht es mir dann manchmal heraus. Das klingt vielleicht unhöflich und zieht auch gerne mal eine schlechte Bewertung im Internet nach sich, ist aber keineswegs böse gemeint. Aus meiner Sicht zeichnet es einen guten Arzt aus, wenn er seine Objektivität bewahrt und bereit ist, Sachverhalte zu hinterfragen, statt einfach Informationen zu übernehmen. Mein Patient ist bereits so auf einen Bandscheibenvorfall fixiert, dass er gar nicht mehr auf die Idee kommt, möglicherweise etwas anderes zu haben. Liegt er komplett falsch (was durchaus vorkommt), wäre er für eine alternative Therapie nicht mehr offen. Deshalb möchte ich am Anfang keine Berichte lesen und keine Bilder angucken.

Mein Patient hat mich aufgesucht, damit ich ihm helfe. Er war auch schon bei anderen Ärzten. Es wurde aber nicht besser. Deshalb sitzt er nun bei mir. Kein Arzt ist perfekt. Auch ich scheue mich nicht, meinen Patienten eine Zweitmeinung zu empfehlen, wenn ich nicht weiterkomme. Ein guter Arzt, dem du vertrauen kannst, stellt wegweisende Fragen und verlässt sich anfangs nicht auf Vorbefunde.

Versteh mich nicht falsch. Natürlich ist es gut, wenn du deine Berichte und Bilder dabeihast. Am besten bringst du sie einen Tag vorher in die Praxis, damit sie schon mal ins Programm eingelesen werden und dein Arzt sie leichter begutachten kann. Vergiss die schriftlichen Bildbefunde des Röntgenarztes nicht. Die sind eigentlich nie mit den Bildern auf der CD gespeichert, sondern werden gesondert geschickt.

3. Ein guter Orthopäde untersucht dich, indem er dich dabei anpackt

Was wäre bei meinem Bandscheibenvorfall mit Nervenwurzelreizung wohl mit mir bei einem Orthopäden passiert, der mich bewegungslos und schmerzgepeinigt wie ich war, nur vom Türrahmen aus gesehen hätte, ohne mit mir zu reden oder mich anzufassen? Vielleicht hätte er mich mit der Diagnose

Hexenschuss nach Hause geschickt. Zum Glück bin ich selbst vom Fach. Meine Patienten sind das aber nicht. Um genau solche Diagnosefehler zu vermeiden, muss ich zum Äußersten greifen: Ich muss meine Patienten anpacken und untersuchen.

Wer nicht darauf vorbereitet ist, reagiert manchmal erschrocken. „Wie, äh, ausziehen?" Nun ja, erst einmal muss ich mein Gegenüber zumindest ohne Winterjacke und vielleicht auch mit freiem Rücken sehen. Auch die Vorderseite ist nicht ganz unwichtig. Schließlich sollte das Muskelverhältnis von Vorder- und Rückseite ausgeglichen sein. Wer sich bei einer Untersuchung schämt, sollte wissen, dass wir Ärzte normalerweise keinen Röntgenblick haben und nicht durch Unterwäsche hindurchgucken können – wenn die Patienten überhaupt welche anhaben, was in beiderseitigem Interesse ratsam ist.

4. Ein guter Orthopäde deckt drei Bereiche ab: Inspektion, Palpation, Funktionsprüfung

Eine gute körperliche Untersuchung setzt sich aus drei Bereichen zusammen: Inspektion, Palpation und Funktionsprüfung. Bei der Inspektion schaue ich mir den Körper von vorn, von der Seite und von hinten an, registriere den Stand des Beckens und der Schultern und kann Unterschiede im Muskelprofil feststellen. Da Füße und Beine einen entscheidenden Einfluss auf die Rückenstatik haben, wird man als Patient so manches Mal auch gebeten, Schuhe, Socken und Hose abzulegen. Bei der sogenannten Palpation fasse ich den Patienten an, kann die Muskelspannung ertasten, druckschmerzhafte Punkte feststellen und die Hauttemperatur erfühlen. Im Anschluss kommt schließlich die ergänzende Funktionsprüfung.

5. Ein guter Orthopäde beobachtet dich schon, wenn du noch nichts davon ahnst

Ergänzend deshalb, weil ich als aufmerksamer Arzt bereits die ganze Zeit darauf geachtet habe, wie sich der Patient bewegt, wie er vom Stuhl aufgestanden ist, sich vorwärtsbewegt und entkleidet hat. Ich sehe, ob es dabei Schwierigkeiten gab oder alles flüssig abgelaufen ist. Manchmal habe ich schon beobachtet, wie der Patient durch die Praxis lief, und daraus Informationen gewonnen. Ich muss ja in möglichst kurzer Zeit maximale Informationen zusammentragen. Dafür nutze ich standardisierte Untersuchungsabläufe mit verschiedenen klinischen Tests. Danach mache ich unter Umständen noch individuelle Tests.

Wenn es schnell geht, sind manche Patienten irritiert und fühlen sich „gar nicht richtig untersucht". Hier sei angemerkt, dass man nicht stundenlang untersuchen muss. Wir machen so viel wie nötig; schließlich möchte jeder Arzt die richtige Diagnose stellen. Bei der abschließenden Funktionsprüfung stelle ich fest, welche Bewegungen schmerzhaft und eingeschränkt sind. Anamnese und klinische Untersuchung liefern uns wichtige Informationen zur Diagnosesicherung. Die Kunst des Orthopäden ist es, diese Informationen zu ordnen und gegebenenfalls in Einklang mit weiterführender Diagnostik wie Röntgen oder MRT zu bringen. Der Spruch „Nur gucken – nicht anfassen" gilt hier nicht.

6. Ein guter Orthopäde setzt auf Erleuchtung statt auf Durchleuchtung

„Herr Doktor, bitte machen Sie ein Röntgenbild von mir!" oder „Sie wollen mich nicht ins CT oder MRT schicken?" Solche Sätze höre ich oft. Ich weiß, dass die Patienten häufig enttäuscht sind, wenn ich sage, wie es ist: Nein, das hatte ich nicht vor. Sonst hätte ich das in Absprache mit Ihnen schon längst eingeleitet. Ich frage mich: Warum möchten Patienten so gerne Bilder von sich machen lassen? Ob es daran liegt, dass die „Pics" auf Social-Media-Plattformen heute einen hohen Stellenwert haben? Oder ob ein Patient sich einfach ernster genommen fühlt, wenn wir Ärzte für sie Hightech-Maschinen anschmeißen?

Ich verrate dir: In puncto Rücken muss es nicht immer sofort ein Röntgenbild sein. Überleg mal: Was erkennen wir auf so einem Bild eigentlich? Die Knochen – und mehr nicht. Entweder sind die noch gesund oder sie zeigen mehr oder weniger ausgeprägte Verschleißerscheinungen. Beim Verdacht auf einen Wirbelkörperbruch kann jeder sicher sein, dass er zum Röntgen geschickt wird. Die Frage nach Durchleuchtung zeigt auch den unbändigen Glauben an eine strukturelle Veränderung als Ursache der Beschwerden. Das heißt aus Sicht des Patienten: Mein Körper muss sich doch sichtbar verändert haben. Sonst hätte ich ja keine Schmerzen. Leider ist das grundsätzlich falsch. Denn der Großteil aller Rückenschmerzen – man geht von 80 Prozent aus – ist unspezifisch. Das heißt in der Medizin, dass es keine eindeutige Erklärung dafür gibt und dass die Ursache sich nicht mit den radiologischen Verfahren identifizieren lässt. Natürlich kommen viele Gründe infrage. Dazu gehören zum Beispiel Verspannungen, Verkürzungen, Überdehnungen, Verhärtungen und Reizungen der Muskulatur. Auch Blockaden im Bereich kleiner und großer Gelenke in den einzelnen Wirbelsäulenabschnitten tun weh.

Spannende Ursachenforschung: puzzeln, erkennen, dingfest machen

Anders ist das beim spezifischen Rückenschmerz. Da gibt's klare Ursachen wie zum Beispiel einen Bandscheibenvorfall mit Nervenwurzelreizung, eine Verengung des Rückenmarkkanals, ein Wirbelgleiten oder einen Tumor. Die Schmerzen ähneln sich, was die Sache für uns Orthopäden schwierig macht. Oder sage ich lieber herausfordernd? Denn das ist das Spannende an meiner Arbeit. Wie ein Kriminalbeamter muss ich einzelne Puzzleteile zusammentragen, die Verbindungen erkennen und am Ende den Übeltäter dingfest machen. Am Rande deshalb ein weiteres Geheimnis aus meinem Leben: Ich wäre auch gerne Polizist geworden. In der Facharztausbildung lernen Ärzte nicht nur Schmerzmittel auszuwählen und Spritzen zu setzen. Auch das analytische und das sogenannte differenzialdiagnostische Denken werden geschult.

Das hilft uns dabei, mehrere Diagnosemöglichkeiten gegeneinander abzuwägen. Auch wenn die meisten Patienten es nicht sehen: Wir arbeiten auch im Kopf – und wie! Wie oft habe ich bei meinen eigenen Rückenschmerzen in mich hineingehorcht, mögliche Ursachen gegeneinander abgeprüft und zeitweise wider besseres Wissen immer auf das geringste Übel gehofft. Ich musste mich zwingen, objektiv zu bleiben. Das tue ich auch bei meinen Patienten und erwarte es im Umkehrschluss ebenso von ihnen. Seid nicht auf Vorbefunde fixiert. Ich rege bei jedem Qualitätszirkel mit den Hausärzten in meiner Region dazu an, nicht sofort ein Röntgenbild oder eine CT- beziehungsweise MRT-Untersuchung in die Wege zu leiten. Auch wenn es gut gemeint ist und den Patienten gefällt, kann das nämlich als Schuss nach hinten losgehen.

Nicht jeder Befund, der von der Norm abweicht, weist auf eine Krankheit hin

Der Patient geht mit seiner Überweisung zum MRT und legt sich dort in die Röhre. Die Untersuchung ist zum Glück nicht strahlenbelastet. Der Radiologe sieht sich die Bilder an und tippt jede Auffälligkeit in seinen Befundbericht. Er vergleicht das, was er sieht, mit einer gesunden und unauffälligen Wirbelsäule, erkennt Verschleiß, unter Umständen auch einen Bandscheibenvorfall, in seltenen Fällen einen Tumor (was übrigens nur Gewebeschwellung bedeutet und nicht mit Krebs gleichzusetzen ist). Die Bilder nimmt der Patient auf einer CD mit zu seinem Arzt. Dabei wird das Wichtigste leicht vergessen: Nicht jeder Befund, der von der Norm abweicht, ist ein Befund mit Krankheitswert. Du bist also nicht unbedingt krank, auch wenn du einen Befund hast.

Unser gesamter Körper unterliegt Alterungsprozessen. Nicht nur Haut und Haare kommen in die Jahre, auch Knochen, Bänder und Bandscheiben verändern sich im Laufe des Lebens. Knöcherne Strukturen können sich vergrößern, bindegewebige Strukturen wie die Bandscheiben verlieren an Elastizität. So ist es nicht verwunderlich, dass es zu Bandscheibenveränderungen in Form von Vorwölbungen oder Vorfällen kommt. Aber nicht jede dieser Veränderungen führt zu Beschwerden. Deshalb frage ich am Anfang meines Arzt-Patienten-Gesprächs nach Beschwerden und nicht nach Befunden.

Es muss auch nicht immer da wehtun, wo das Problem sitzt. Bei einem Bandscheibenvorfall in der untersten Etage L5/S1 kann es in der Wade oder im kleinen Zeh schmerzen. Ist das nicht der Fall, sondern treten die Beschwerden am Oberschenkel im vorderen Bereich auf, ist der bekannte Bandscheibenvorfall in aller Regel nicht dafür verantwortlich. Hey, du hast tatsächlich richtig gelesen. Ein Bandscheibenvorfall muss keine Probleme machen, aber er kann. Der Orthopäde muss seine Erkenntnisse aus dem Anamnesegespräch, der körperlichen Untersuchung und der erforderlichen Bilddiagnostik zusammentragen und bewerten. Das macht weder der Haus- noch der Röntgenarzt.

HEY DOC, HILF MIR!
SO ERKENNE ICH GUTE PATIENTEN

Nachdem du jetzt weißt, was einen guten Arzt ausmacht, erlaube ich mir auch ein paar Hinweise auf einen guten Patienten. Als Arzt macht es mir Spaß, mit Patienten zusammenzuarbeiten, die nicht nur nett, freundlich und aufgeschlossen für neue Behandlungsansätze sind, sondern darüber hinaus auch die Motivation haben, selbst an ihrer Genesung mitzuwirken. Bevor du eine Praxis mit dem Anspruch „Hey Doc, hilf mir und therapier mich" aufsuchst, solltest du dich fragen: Warum gehst du eigentlich zu deinem Arzt? Weil er ein cooler Typ ist, mit dem du gerne mal ein Selfie machen würdest? Das kommt bei mir zwar auch immer wieder mal vor und ehrt mich, aber eigentlich geht man ja nur zum Arzt, weil man ein schmerzhaftes Problem hat. Das soll der Arzt des Vertrauens wieder richten: Therapieren ist angesagt.

Möge mein Arzt mir etwas Leckeres aus meinen Lieblingszutaten zaubern

Dabei bemerke ich etwas Befremdliches, das in den letzten Jahren deutlich zugenommen hat und mich beim effektiven Arbeiten irritiert. Ich habe das Gefühl, dass immer mehr Patienten glauben, wenn sie ihre Krankenversicherungskarte ins Terminal schieben, haben sie etwas gekauft, das sie jetzt möglichst bequem nutzen können. Das ist ein bisschen so, als ob man einen Burger nach dem Motto bestellt: Das Produkt ist bezahlt, jetzt nenne ich meinem Arzt noch meine Lieblingszutaten und dann soll er mir was Leckeres daraus machen. Das schmackhafte Endprodukt ist ein schneller Therapieerfolg.

Mal abgesehen davon, dass einige Ärzte nur einen Tiefkühl-Burger auf die Schnelle liefern können und das mit der geringen Bezahlung an der Anmeldung rechtfertigen, ist mein Anspruch ein ganz anderer. Deswegen gibt's bei mir auch immer nur einen Burger. Wer hingegen mehrere verschiedene Burger auf einmal erwartet, den muss ich enttäuschen. Die Kunst ist es, einen leckeren Burger zu zaubern, der beim Patienten Lust auf mehr macht und ihn dazu inspiriert, beim Braten mitzuhelfen.

Auch mir fiel es schwer, konsequent mitzumachen, aber ich blieb dran

Aufgepasst, diese Metapher enthält zwei wichtige Hinweise für meine Patienten: Ich werde nicht gleich zehn Probleme während einer Behandlung lösen und ich benötige meistens die Mithilfe des Schmerzgeplagten. Ich erwarte von dir deine Mitarbeit, denn es geht ja auch um dein Problem.

Zum Trost: Das ist auch mir nicht immer leichtgefallen, als ich selbst Rückenpatient war. Im Gegenteil, es fiel mir am Anfang sogar sehr schwer. Insbesondere als ich Beckenbodentraining probieren sollte. Ich wurde nicht innerhalb von zwei Wochen geheilt, während ich genüsslich meinen Long Island Ice Tea auf der Couch schlürfen konnte. Die Heilung dauerte Monate und war mühsam. Ich konnte mich nicht nur auf andere verlassen, sondern musste mein Wohlergehen auch in die eigene Hand nehmen. Natürlich hatte ich mehrmals den Gedanken, dass das doch alles gar keinen Sinn macht. Doch mein Optimismus und all die Ziele, die ich noch erreichen wollte, waren der Katalysator für meine Mitarbeit am Behandlungserfolg.

Wenn du zu mir kommst, darfst du Klartext reden. Das tue ich auch. Reduziere deine Krankheitsgeschichte aufs Wesentliche. Für mich musst du nichts blumig ausschmücken. Als typischer Revierler mag ich es direkt. Halte nicht zwanghaft an Befunden fest, die andere Ärzte oder Dr. Google gestellt haben. Denn damit verbaust du dir eventuell eine reelle Chance auf die richtige Therapie. Nimm's nicht krumm, wenn der Arzt dich eventuell mal wieder auf dein Übergewicht anspricht. Der meint das nicht vorwurfsvoll. Er will nur helfen. Igle dich nicht ein, sondern öffne dich. Eine gute Therapie basiert auf einer vertrauensvollen Beziehung zwischen Arzt und Patient. Beide müssen geben und nehmen.

Die eine Spritze, die dich von allen Qualen erlöst, gibt es leider nicht

Oft haben Patienten bereits ganz spezielle Vorstellungen von ihrer Therapie, wenn sie zu mir kommen. Da sie die Ursache ihrer Beschwerden mehr oder weniger erfolgreich gegoogelt haben, wissen sie offenbar, was gut für sie ist. Gerne zum Beispiel eine klassische Massage oder – wenn die mal nicht gefordert wird – „die Spritze". Als ob eine Spritze existiert, die alles sofort heilt. Zugegeben: Es gab früher fixe Kombinationen, die man mal in den Po gespritzt hat. Die Wirkung war auch effektiv, aber leider traten danach dramatische Komplikationen auf. Schlimmstenfalls fehlte die Hälfte des Hinterns, nachdem ein Chirurg die Gewebeverletzungen entfernen musste. Genau deshalb sind diese Spritzen heute überholt und dürfen nicht mehr verabreicht werden. Dennoch stellen meine orthopädischen Kollegen und ich manchmal fest, dass ein fachfremder Arzt diese Kombination immer noch spritzt.

Beim Hinweis auf Wundermittel werde ich leider sofort skeptisch

Besonders herausfordernd sind für mich Patienten, die noch mehr wollen: Medikamente oder Maßnahmen, die beim Bruder der Frau ihres Nachbarn angeblich zu Wunderheilungen geführt haben. Auch wenn ich diese Leutchen in ihrem festen Glauben an Halbgötter in Weiß schon fast lieb habe, muss ich sagen: Jetzt aber mal hallo! Wenn du als Brillenträger meine Brille trägst, heißt das noch lange nicht, dass du damit gut gucken kannst. Im Gegenteil: Bei längerem Gebrauch könnten meine Gläser bei dir sogar zu einem fortschreitenden Augenschaden führen. Die Therapie muss sich immer nach dem Grund der Beschwerden richten.

Natürlich kann der Rückenschmerzgeplagte bei unkomplizierten Beschwerden, die erst ein paar Tage bestehen, nur die Symptome behandeln, aber spätestens wenn ich als Facharzt konsultiert werde, muss ich die Schmerzursache identifizieren und individuell behandeln. Ich kann meine Patienten nicht alle in einen Topf werfen und den Burger nach der immer selben Rezeptur braten. Okay, streng genommen könnte ich das schon, aber das Ergebnis würde dir und den meisten anderen wahrscheinlich nicht schmecken.

Hart, aber ehrlich: Wenn du nicht mitmachst, wirst du ein Pflegefall

Ich möchte meine Patienten mit ins Boot holen, ihnen Ursachen und Zusammenhänge erklären. Auch wenn es im turbulenten Praxisalltag oft schwierig ist, versuche ich, Arzt, Therapeut, Aufklärer und Motivator in Personalunion zu sein. Doch wenn meine Worte im Sande verlaufen und ich es trotz aller Bemühungen nicht schaffe, den Mitmachgedanken im Patientenkopf zu wecken und zu verankern, dann bleibt mir nur noch eine Möglichkeit: Motivation durch Angst. Mir rutscht in solchen Fällen manchmal der Satz heraus, der mir selbst die größte Panik einflößte, als ich am Boden lag: Wenn du nicht mitmachst, wirst du ein Pflegefall. Das klingt hart, ist aber ehrlich gemeint – und hat mir selbst geholfen. Der Satz war meine stärkste Triebfeder.

Niemand sollte die Verantwortung für sich selbst an einen anderen abgeben

Jetzt übertreibt der Doc aber, um meinen Schweinehund zu ärgern, denkst du vielleicht. Aber du kannst mir glauben: Ich übertreibe nicht. Schließlich kenne ich Verläufe über mehrere Jahrzehnte, bei denen ich am Anfang schon wusste, dass der Betroffene arge Probleme bekommen wird, wenn er nichts ändert. Im Nachhinein hat sich genau das vielfach bestätigt.

Auch heute noch stört es mich, wenn Patienten regelmäßig mit den immer gleichen Beschwerden zur Behandlung kommen und wirklich nichts von dem tun, was ich ihnen mit auf den Weg gegeben habe. Ihr Jammern stößt bei mir dann auf relativ taube Ohren, denn man kann die Verantwortung für seinen Körper nicht an einen anderen Menschen abgeben. Wer sich heute keine Zeit für Bewegung nimmt, wird später viel Zeit und Geld in die Behandlung investieren müssen.

Bei Rückenschmerzen hast du zwei Möglichkeiten: Entweder ergibst du dich deinem Schicksal oder du kämpfst für deine (Beschwerde-)Freiheit und nimmst den oft langwierigen und beschwerlichen Weg auf dich. Ich eröffne dir zumindest die Chance auf Linderung. Dabei erwarte ich von dir kein Umdenken von jetzt auf gleich. Für mich ist ein Patient schon dann ein guter Patient, wenn er sein Verhalten nach und nach verändert.

ZUM BESSEREN VERSTÄNDNIS: SO ARBEITET EIN KASSENARZT

Zum besseren Verständnis für das Verhältnis zwischen Arzt und Patient solltest du ruhig ein paar Dinge wissen, die du als Patient in der Praxis selten erfährst. Das Gesundheitssystem in Deutschland ist zwar mit eines der besten weltweit, aber Kassenärzte können deshalb nicht tun und lassen, was sie wollen. Sie müssen eine ausreichende Versorgung sicherstellen und nicht mit „summa cum laude" behandeln. Qualität hat ihren Preis. Während es bei Top-Anwälten als normal angesehen wird, dass sie horrende Honorare aufrufen, hat sich von Ärzten ein anderes Bild in der Gesellschaft verfestigt. „Die können das doch auch mal eben so machen", denkt so mancher, weil er ja krankenversichert ist. Wenn man berücksichtigt, dass ein Arzt viel Geld und Zeit investieren muss, um auf seinem Fachgebiet irgendwann einmal ein ausgewiesener Spezialist zu sein, dann sollte es auch jedem einleuchten, dass man für maximale Leistung nicht den gleichen Betrag wie für ein Produkt aus dem Discounter-Supermarkt bezahlen kann.

In unserem Gesundheitssystem erwirtschaftet ein Arzt, der nicht mit seinen Patienten redet und sie nicht gründlich untersucht genauso viel wie einer, der die Schmerzursache genauestens hinterfragt und eine qualitativ hochwertige körperliche Untersuchung macht. Da ist es kein Wunder, dass die Weichen oft auf „schnell, schnell" gestellt sind. Der gute Vorsatz, den Patienten im Kopf zu erreichen und ihm so die Chance auf Beschwerdelinderung zu geben, ist unbezahlbar. Leider lässt er sich im hochgetakteten Praxisalltag oft nur schwer umzusetzen. Würde das häufiger gelingen, könnte vielen Rückenschmerzpatienten langes und schweres Leid erspart bleiben.

Schade, wenn wir nur Gemecker von unhöflichen Patienten hören

Hast du dir mal Gedanken darüber gemacht, was ein Kassenarzt in Deutschland an deiner Rückenschmerzbehandlung verdient? Ich frage manchmal meine Patienten danach. In der Regel vermuten sie, dass ich mehr als das

Doppelte von dem bekomme, was es tatsächlich gibt. Leider wird es immer schwieriger, die Patienten tagtäglich gut zu versorgen. Ich kenne genug Ärzte, die das seit Jahren tun, muss aber sagen, dass viele von ihnen schon mit Mitte 50 erschöpft sind. Ich will nicht klagen und kämpfe auch nicht für eine bessere Bezahlung, aber ich wünsche mir etwas mehr Respekt für den eigenverantwortlich tätigen Arzt in der Praxis – und für sein Team. Die meisten versuchen jeden Tag, ihre Arbeit gut zu machen, um zu helfen. Da ist es schade, wenn sie zum Dank nur Gemecker von unhöflichen Patienten hören, die sich leider immer häufiger zu Wort melden.

So manche Unzufriedenheit entsteht auch durch Missverständnisse. Einige Patienten wünschen sich zum Beispiel nur eine Massage, weil's so angenehm ist, und glauben dann: Die kann der Doc mir doch verschreiben, so oft ich will. Das ist aber nicht so. Wenn ich meinem Patienten bei Nackenschmerzen ein Krankengymnastik-Rezept ausstelle, dann steht darauf nicht „klassische Massagetherapie", sondern „Krankengymnastik am Gerät". Als Kassenarzt bin ich dazu verpflichtet, die Maßnahmen einzuleiten, die nicht nur kurzzeitig wirken, sondern in erster Linie einen langfristigen Erfolg versprechen.

„Die Leistungen müssen ausreichend, zweckmäßig und wirtschaftlich sein"

Grundsätzlich muss ich mich bei meinem medizinischen Wirken an die Regularien halten, die im Sozialgesetzbuch V definiert sind. Hier wird im § 12 des SGB V („Wirtschaftlichkeitsgebot") folgende Passage aufgeführt: „Die Leistungen müssen ausreichend, zweckmäßig und wirtschaftlich sein; sie dürfen das Maß des Notwendigen nicht überschreiten." Wenn ich dir also ein Rezept für eine „klassische Massagetherapie" als rein symptomatische Therapie geben würde, statt dir Bewegung und Wärme zu empfehlen, dann müsste ich mir überlegen, ob ich nicht gegen das Wirtschaftlichkeitsgebot verstoße. Wenn das so wäre, würde ich damit meine Kassenzulassung riskieren. Ob ich dich als Nackenschmerzpatient nun direkt zum Training an Geräten schicke oder nicht, hängt von deiner Beschwerdesymptomatik und deinem klinischen Befund ab (deswegen muss ich auch untersuchen) und nicht davon, was du gerne hättest.

CHECKLISTE
BESUCH BEIM ORTHOPÄDEN

1. Ruf an und mach einen Termin

Je nach Beschwerden gibt es vielleicht eine Spezialsprechstunde, auf die du hingewiesen wirst. Wenn du dich ohne Termin vorstellst, wird in vielen Fällen nur abgeklärt, ob ein Notfall vorliegt und du direkt ins Krankenhaus musst. Zeit für ein längeres Gespräch oder weitergehende Untersuchungen ist meist nicht.

2. Sei pünktlich

Wenn du zu spät erscheinst, kommst du vielleicht nicht mehr dran. Denn es gibt für jeden Patienten einen Terminslot, um die Wartezeit gering zu halten.

3. Bereite dich vor

Am besten kommst du fünf bis zehn Minuten früher. Beim ersten Besuch musst du in vielen Praxen einen Praxisbogen ausfüllen. Das ist keine Schikane, sondern dient zur Information. Manchmal findest du auf der Homepage der Praxis ein Formular zum Download. Das kannst du schon zu Hause ausfüllen.

4. Denk an die richtige Karte

Es ist wichtig, dass du die richtige Versichertenkarte mitbringst. Falls du eine neue von der Krankenkasse bekommst, tauschst du sie am besten sofort gegen die alte aus. Sonst kann die Praxis sie nicht einlesen und schickt dich wieder nach Hause. Oder deine Krankenkasse muss einen Nachweis schicken.

5. Bring Wartezeit mit

Zeig Verständnis, wenn es mal ein bisschen länger dauert. Das liegt nicht daran, dass wir Pause machen, sondern daran, dass wir auf jeden Patienten eingehen. Freu dich, dass dein Arzt offenbar gewissenhaft arbeitet.

6. Ein freiwilliges Update bitte

Wir können nicht riechen, wenn sich deine Adresse oder deine Telefonnummer ändert. Du tust uns einen großen Gefallen, wenn du uns das von allein mitteilst. Schließlich wollen wir dich erreichen, wenn es drauf ankommt.

7. Sei ehrlich

Wenn ein anderer Arzt dir ein Medikament verschrieben hat, lass es uns wissen. Eventuell beißen sich neue Medikamente mit den bisherigen. Oder dein Arzt muss besonders vorsichtig sein.

8. Bring Unterlagen mit

Bring Unterlagen und Vorbefunde mit, erwarte aber nicht, dass der Arzt sich sofort darin vertieft. Röntgen-, CT- und MRT-Aufnahmen auf CD sind schön, aber der schriftliche Befund gehört auch dazu. Manche Praxis braucht die CD schon ein oder zwei Tage vor deinem Besuch. Frag am besten vorher nach.

9. Sag ab

Melde dich so früh wie möglich ab, wenn du einen Termin hast, aber nicht kommen kannst oder willst. Erstens freuen sich andere Patienten über den Termin. Zweitens führt ein ausgefallener Patient zu Umsatzverlust. Manche Ärzte (ich übrigens auch) geben Patienten keine zweite Chance.

10. Sei lieb zu uns

Denk daran: Wer meckert, macht sich unbeliebt. Berechtigte Kritik kannst du vortragen, musst aber nicht gleich asozial werden. Wenn du meinst „Ich gehe denen mal richtig auf den Sack, dann werde ich bestimmt besser behandelt", täuschst du dich gewaltig. Lass deinen persönlichen Schmerz und Frust nicht am Praxisteam aus und nerve auch andere Patienten nicht damit.

RÜCKEN KOMMT
SELTEN ALLEIN

Nacken, Hexenschuss, Bandscheibenvorfall, Knochenschwund oder eingeklemmte Nerven – ein Drama kommt
selten allein. Die Ursachen für Rückenschmerzen sind ebenso vielfältig wie
die Therapiemöglichkeiten. Auf den
nächsten Seiten stelle ich dir typische
Beschwerden von Rückenpatienten vor
und verrate, was dagegen hilft.

ZWISCHEN KOPF UND WIRBELSÄULE: NACKEN IST DER NEUE RÜCKEN

Auch in der Welt der Medizin kann es absurd zugehen. Der Orthopäde selbst hat Rücken und seine medizinischen Angestellten klagen über Nackenschmerzen. Nicht ausgeschlossen, dass zum Beispiel Mandy, die den ganzen Tag in der Anmeldung sitzt, Neulinge mit einem Bericht über ihr eigenes Nackenleid begrüßt. Gute Werbung? Von wegen! In was für einer Welt leben wir eigentlich?

Meine Antwort ist klar: trotz aller Bedrohungen in einer guten. Denn dank entsprechender Therapien habe ich zum Beispiel in meiner Praxis seit Jahren keinen einzigen Nacken-Ausfall mehr. Und das will schon was heißen, denn Nacken – so mein Eindruck – ist der neue Rücken. Schmerzen zwischen Kopf und Wirbelsäule breiten sich immer weiter aus. Ich werde das Gefühl nicht los, dass Deutschland nicht nur grundsätzlich Rücken hat, sondern im gleichen Maße mittlerweile auch Nacken.

Computer-Nacken, Kassierer-Nacken, Handy-Nacken und Putz-Nacken

Was für meine Damen früher einmal der Anmeldungs-Nacken war, kennen auch andere Berufsgruppen: Schreibtischtäter leiden vor allem unter dem gemeinen PC-Nacken. Die Kollegen aus dem Supermarkt klagen über den Kassierer-Nacken. Die U20 sitzt zunehmend mit Handy-Nacken bei mir am Schreibtisch. Und auch mein Praxis-Reinigungsdienst hat ein berufsspezifisches Problem zu bieten: den Putz-Nacken.

Was genau hat es damit eigentlich auf sich? Anatomisch betrachtet, setzt sich der Nacken aus der Halswirbelsäule und der angrenzenden Schulterpartie zusammen. Die beiden teilen die Lasten des modernen Alltags aber nicht gerecht. Die Halswirbelsäule ist in diesem Team so etwas wie der Packesel. Das gesamte Gewicht des Kopfes lastet nur auf ihr. Und das, obwohl sie gar nicht dafür gemacht ist. Denn sie hat keinen nennenswerten Querschnitt, der eine großzügige und gleichmäßige Gewichtsverteilung erlaubt. Es sei denn, der

Kopf würde immer aufrecht auf der Halswirbelsäule stehen. Dann könnte sie den schweren Schädel mit Oberstübchen leicht halten. Zum besseren Verständnis: Stell dir mal vor, du müsstest eine Bowlingkugel auf Daumen, Zeige- und Mittelfinger balancieren. Klingt nicht leicht. Ist es auch nicht.

Um das zu schaffen, würdest du wahrscheinlich versuchen, die Kugel gerade zu halten und ihr Gewicht möglichst gleichmäßig auf alle Finger zu verteilen. Glücklicherweise ist unser Kopf keine Bowlingkugel auf der Hand und kullert auch nicht einfach weg. Denn neben den knöchernen Gelenken ist er durch eine Vielzahl von Muskeln und Bändern, die ihn halten, mit der Halswirbelsäule verbunden. Netterweise hilft das Hirn auch bei diesem Vorgang. Unser Unterbewusstsein hält den Kopf annähernd gerade, gesteuert über die sogenannte Propriozeption.

Achtung: Nacken weint vor Schmerz, leg doch mal das Handy weg

Das ist diese clevere Sache, die die Natur uns mit auf den Weg gegeben hat und ohne die wir wohl vor die Wand laufen würden. Bei dieser Tiefensensibilität handelt es sich um eine komplexe Sinneswahrnehmung, um so etwas wie den sechsten Sinn. Abgeleitet aus dem lateinischen „proprius" für „eigen", vermitteln dabei Sensoren in den Gelenken, Muskeln, Sehnen und Bändern wichtige Informationen ans Gehirn über Bewegungen, Haltung, Empfindungen und Positionen des Körpers im Raum. Zum Beispiel: Achtung, Hintern wird gequetscht. Steh mal auf. Oder: Bein schläft gleich ein, sitz nicht so lange drauf. Oder: Nacken weint vor Schmerz, leg doch mal das Handy weg!

Kurzum, die Propriorezeptoren schlagen an, wenn deine Position verändert werden muss, damit nichts wehtut. Je nach Dringlichkeit gibt das Gehirn sofort den Marschbefehl an die Muskeln oder es trödelt noch ein bisschen. Auf jeden Fall wird es dafür sorgen, dass etwas passiert. Du musst nicht lange darüber nachdenken. Die Propriozeption funktioniert von allein. Der Körper sorgt dafür, ohne dass du darüber nachdenkst.

Anders ist das beim Balancieren der Bowlingkugel. Da muss dein Bewusstsein selbst aktiv werden, deshalb fällt es dir auch grundsätzlich schwerer. Hast du zufälligerweise keine Bowlingkugel im Haus, kannst du das ruhig mit einer

Wassermelone probieren. Dann kriegst du auch gleich ein Gefühl für das, was deine Halswirbelsäule leistet. Bei aufrechter Kopfhaltung in der Null-Grad-Position wiegt dein Kopf etwa so viel wie eine große Wassermelone. Vier bis fünf Kilo sind drin – und zwar unabhängig von der Gehirnleistung. Ob jemand (du natürlich nicht) nur Luft im Kopf hat oder regelmäßig bei der Schachweltmeisterschaft antritt – das Gewicht bleibt gleich.

Um es zu erhöhen (Achtung, nur eine wissenschaftliche Erklärung, keine Anregung zum Nachmachen!), musst du etwas anderes tun: Du musst den Kopf nach vorn neigen. Je weiter, desto rasanter geht's nach oben (das Gewicht, leider nicht deine Hirnleistung). Neigst du den Kopf um 60 Grad (zum Beispiel, indem du aufs Handy guckst und mit der Nase liest), zerren 27 Kilo an deiner Halswirbelsäule. Damit hat sich dein Kopfgewicht mal eben mehr als verfünffacht. Das ist für den Moment ein bemerkenswerter Kraftakt der Halswirbelsäule.

Wir sollten sie eigentlich loben, hegen, pflegen, stärken und auch mal chillen lassen, doch wie danken wir es ihr? Gar nicht. Oder noch schlimmer: Wir machen in der Freizeit genauso weiter wie in den letzten acht Stunden im Job am Rechner. Zur „Entlastung" hängen wir uns abends bei maximaler Kopfneigung noch ein bisschen (oder ein bisschen mehr) ans Smartphone und quälen den Nacken regelrecht. Warum tun wir uns das an?

Ganz einfach, weil wir nicht merken und nicht wissen, was wir anrichten. Noch nicht. Während der gesamten Zeit spüren wir zum Beispiel nicht, wie sich beide Schultern bogenförmig nach vorn bewegen. Das sieht aus wie ein geschmeidiger Bogen – zumindest von der Seite -, ist in Wirklichkeit aber der Tod. Nicht gleich unser Tod, aber der unserer muskulären Ausgeglichenheit.

Wir neigen den Kopf auch beim Essen, Einkaufen und Kochen nach vorn

Glücklicherweise müssen wir noch unser Abendmahl zu uns nehmen. Als echter Revierler freust du dich auf den Revier-Fruchtteller mit Currywurst-Pommes-Mayo. Der Weg zur Pommesbude und das Wurstschneiden erfordern schließlich Ausgleichsbewegungen zum Sitz-Job am Rechner. „Juhu, da komme ich aus meiner Haltungsroutine raus", denkst du beim leckeren

Schmaus. Aber falsch gedacht. Egal, ob wir zum Imbiss laufen oder selbst in der Küche Hand anlegen – alles, was wir tun, spielt sich vor unserem Körper ab, meistens mit einer leichten Kopfneigung. Wir kommen also keineswegs aus unserer täglichen Bewegungsroutine heraus, sondern strapazieren die Haltestrukturen unseres Kopfes permanent weiter. Das belastet nicht nur die geplagte Halswirbelsäule, sondern auch die Bandscheiben.

Die danken es gerne mit der Ausbildung einer Bandscheibenvorwölbung oder kommen gleich mit einem Bandscheibenvorfall daher. All das muss unser Muskelapparat verarbeiten. Was passiert mit unseren Muskeln, wenn sie nicht mehr im von der Natur gewünschten Gleichgewicht stehen? Neigen wir den Kopf nach vorn, wird die Muskulatur hinten überdehnt und gleichzeitig vorn verkürzt.

Das ist für den Moment nicht schlimm. Wenn es aber anhält, möchte unser Körper uns helfen und uns Arbeit abnehmen. Er fixiert die Verkürzung vorn. Auch die hintere Seite gewöhnt sich daran. Es entsteht ein muskuläres Ungleichgewicht. Die Belastung der einzelnen Wirbelsäulenabschnitte inklusive der Bandscheibenfächer wird zunehmend größer und damit anfälliger. Wir entwickeln Beschwerden.

Die ignorieren wir erst einmal gekonnt; schließlich erscheinen sie uns normal, was sie aber nicht sind. Wer jetzt nichts tut, riskiert mit der Zeit chronische Schmerzen. Was über Wochen und Monate reift, kann man nicht in wenigen Tagen korrigieren, obwohl die Patienten das natürlich gern hätten, wenn sie mit Nackenschmerzen in meine Praxis kommen.

In 99 Prozent der Fälle finden sich keine spezifischen Ursachen für Nackenschmerzen

Die Berichte sind ähnlich: Am Anfang traten nur wenig Beschwerden auf, die sich in den letzten Wochen und Monaten verstärkten. Wie soll ich das innerhalb von Minuten richten, ohne ein Wunderheiler zu sein? Bevor wir zu irgendeiner Therapie übergehen, gilt beim Nacken genauso wie beim Rücken: Mit einer körperlichen Untersuchung muss ich spezifische Ursachen wie ein Bandscheibenproblem mit Nervenwurzelreizung ausschließen. Das Ergebnis: In 99 Prozent der Fälle finde ich keine spezifischne Ursachen für die Nackenbeschwerden.

Muskelveränderungen kann ich nur ertasten: also anpacken – mit Gefühl, aber bestimmt

Dafür finde ich bei der körperlichen Untersuchung verspannte Muskeln im Schulter-Nacken-Bereich. Bei der Bewegungsprüfung des Kopfes fällt auf, dass bestimmte Bewegungen noch gut gehen, während andere – wie zum Beispiel den Kopf in den Nacken legen – schwerfallen. Also sind nicht nur Schmerzen das Problem, sondern auch Bewegungseinschränkungen, die den Betroffenen selbst ebenso wenig wie den Türrahmendiagnostikern auffallen. Bei jüngeren oder mittelalten Menschen bringt ein Röntgenbild auch nicht viel, denn Muskelveränderungen kann ich nur ertasten. Das heißt ebenfalls wie beim Rücken: Ich muss anpacken. Gefühlvoll, aber bestimmt.

Das Ertasten von Muskelveränderungen ist im Leistungssport übrigens ein wichtiges Diagnosekriterium. Sportmediziner müssen es jahrelang üben – und zwar bis in die Fingerspitzen, die besonders viele Rezeptorzellen haben. Geübte Fingerspitzen können bereits zarte Muskelverletzungen noch auf dem Spielfeld oder auf der Tartanbahn ohne Sonografie oder MRT ausschließen.

Oft finden sich am Oberrand des Trapezmuskels kleine kugelförmige Muskelverhärtungen, die in der Fachsprache als Myogelosen bezeichnet werden. Das Abtasten in diesem Bereich ist für meine Patienten sehr angenehm. „Machen Sie ruhig weiter", höre ich dabei oft. Dann verweise ich gerne auf meinen jüngeren Praxiskollegen, der das in einer Sondersprechstunde anbietet, um seine manuellen Fähigkeiten zu trainieren. Meistens gelingt es mir aber selbst, den Schmerz aufzulösen – und das, obwohl ich ja, wie bereits erwähnt, kein Wunderheiler bin. Also stellt sich die Frage: Ist eine Massage tatsächlich eine effektive Therapie bei Nackenschmerzen oder eher ein Wellness-Vergnügen?

Auch wenn es wunderbar gewirkt hat, kehrt das Ziehen leider schnell zurück

Um es gleich mal vorwegzunehmen: Massage ist toll und gehört deshalb auch zu den wirkungsvollen Behandlungsmöglichkeiten, die ich dir im Kapitel „Was sonst noch hilft" ab Seite 148 vorstelle. Der Körper freut sich, wenn geschickte Hände ihn verwöhnen. Dabei können die Muskeln nicht nur da entspannen, wo gearbeitet wird. Auch im Kopf macht sich ein warmes und wohliges Gefühl breit. Nach der Massage fühlt sich alles locker und leichter an, die Durchblutung hat sich verbessert. Aber spätestens nach ein paar Tagen kehrt das leichte Ziehen im Nacken zurück. „Was einmal gewirkt hat, klappt bestimmt noch mal. Soll ich also jetzt einen neuen Termin machen?", fragst du dich. Mein Tipp: Frag lieber anders. Hat die Massage die Ursachen deiner Beschwerden gelindert oder nur die Symptome?

Warum Training mit Wärmflasche und Igelball Spaghetti-Oberarme macht

Du weißt die Antwort natürlich längst: Der Grund für deine Nackenschmerzen ist die Muskeldysbalance. Dieses Ungleichgewicht muss behandelt werden. Und das geht leider nicht mit Kneten, Streichen und Drücken. Das heißt: Du musst stattdessen die verkürzten Muskeln aufdehnen und die überlasteten kräftigen. Denn ein trainierter Muskel ist weniger anfällig für Verspannungen und Verkrampfungen.

Das ist natürlich schade für dich. Denn Massagen als Therapie wären super. Du müsstest nie wieder ins Fitnessstudio zum Krafttraining und würdest deinen Bizeps zu Hause auf dem Sofa stählen. Du könntest eine Wärmflasche auf die Muskeln legen oder einen Igelball über die Stellen rollen, die du selbst erreichst. Die Sache hat nur einen Haken: Auch wenn du auf diese Weise intensiv trainierst, müsstest du nach ein paar Wochen feststellen, dass du immer noch Spagetti-Oberarme hast.

Genauso wie beim Rücken müssen wir also auch bei Muskelverspannungen im Nacken umdenken. Damit ein Patient sich wieder normal bewegen kann, muss die Hals- und Schultermuskulatur gedehnt werden. Das geht noch recht gut, solange sie nicht durch Umbauvorgänge im Gewebe dauerhaft eingeschränkt ist. Gleichzeitig dürfen wir jedoch auch die Kräftigung nicht vergessen. Kaum ein Patient denkt an die Stärkung der kurzen und langen halsstabilisierenden Muskeln. Wie soll er auch, wenn ihm das noch nie jemand so direkt gesagt hat?

WARUM DER SPEZIFISCHE NACKENSCHMERZ KOMPLIZIERT IST

Der spezifische Nackenschmerz kommt zwar selten in der orthopädischen Praxis vor, aber viele Nackenschmerzpatienten meinen, ihn zu haben. Denn wenn etwas wehtut, so der weitverbreitete Glaube, dann muss es doch eine Ursache haben, die der Arzt erkennt. Anders als der unspezifische Nackenschmerz hat dieser Schmerz eine ganz konkrete Ursache, die der Orthopäde herausfinden muss. Wenn es sich tatsächlich um einen spezifischen Schmerz handelt, treten wie bei der unspezifischen Variante Beschwerden, Muskelverspannungen und Bewegungseinschränkungen auf. Dazu gibt es aber recht eindeutige klinische Zeichen. Zum besseren Verständnis erlaube ich mir einen kleinen Ausflug in die Anatomie: Im schmerzhaften Bereich liegen Bandscheiben, Knochen und Nervenwurzel in unmittelbarer Nähe zueinander. Alles, was den Nerv reizt, führt über die Weiterleitung zu Beschwerden und Funktionsausfällen in den untergeordneten Bereichen. Über die Nerven werden Kraft, Reflexe, Koordination, Schmerz und Sensibilität gesteuert.

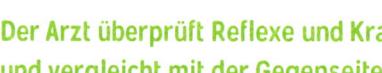

Der Arzt überprüft Reflexe und Kraft und vergleicht mit der Gegenseite

Wenn nun der Nerv durch eine Bandscheibe, eine knöcherne Verengung oder ein blockiertes Gelenk gereizt wird, hat das Einfluss auf andere Stellen. Jeder Nerv versorgt ein bestimmtes Areal. Fällt dort etwas aus, weiß der Arzt, auf welcher Höhe die Nerven gereizt werden. Du siehst wieder einmal, warum ein Orthopäde untersuchen muss: Er überprüft Reflexe und Kraft in verschiedenen Muskeln und vergleicht die bestenfalls mit der Gegenseite.

Während der Untersuchung muss ich als Arzt prüfen, ob sich ein Hinweis auf eine spezielle Nervenreizung zeigt. Wenn zum Beispiel der ganze Arm wehtut, vermutet man im Regelfall keine spezifische Ursache. Schließlich müssten dann zeitgleich mehrere Nerven auf verschiedenen Höhen gereizt sein. Das wäre eine absolute Ausnahme. Meist sind die unteren Abschnitte der Halswirbelsäule betroffen. Die Schmerzen strahlen dann bis in den

Arm aus. Liegt die Nervenwurzelreizung in den oberen Segmenten, tritt der Schmerz meistens im Schulter-Nacken-Bereich auf, kann aber auch in den Hinterkopf als sogenannter cervico-cephaler Schmerz ausstrahlen. Das ist ein Schmerz, bei dem es gleichzeitig zu Kopfschmerzen, Schwindel, Hör-, Seh- oder Schluckstörungen kommen kann.

Wenn die Muskeln komplett kraftlos sind, muss das per MRT abgeklärt werden

Wenn ich spezifische Symptome feststelle, muss ich wissen, ob ich jemanden noch ambulant behandeln kann oder ihn stationär ins Krankenhaus schicken soll. Dafür kläre ich ab, wie stark die spezifischen Symptome sind. Sind die Reflexe abgeschwächt oder gar nicht mehr auslösbar? Ist die Kraft nur leicht reduziert? Hat der Patient ein Taubheitsgefühl? Oder was kann er wo spüren? Fehlen die Reflexe, ist das allein noch kein Notfall. Sind die Muskeln aber komplett kraftlos, muss das sofort per MRT abgeklärt werden. Denn wenn der Nerv über einen längeren Zeitraum einem starken Druck ausgesetzt ist, sodass der Muskel komplett platt ist, dann ist der Schaden nach 24 Stunden nicht mehr zu reparieren. Natürlich können auch starke Schmerzen einem Muskel die Kraft nehmen; schließlich vermeidet man häufig die Anspannung aus Angst davor, dass es dann noch schlimmer wird. Aber das muss der Arzt mithilfe des Patienten herausfinden.

Ohne wirklichen Grund darf ich dich nicht zum Röntgen schicken

Wenn ich den Verdacht auf eine Nervenwurzelreizung habe, leite ich die weitere Diagnostik ein. Die wird per Röntgen der Halswirbelsäule und/oder mit einem MRT gemacht. Du musst deinen Arzt nicht zu einer (eventuell nicht notwendigen) Untersuchung drängen; er handelt ja in deinem Interesse. Ohne wirklichen Grund darf er dich nicht zum Röntgen schicken. Schließlich muss er sich an die Vorschriften zum Strahlenschutz halten und auf unnötige Röntgenstrahlung verzichten. Da der Arzt im Röntgenbild ohnehin nur das Knochenskelett beurteilen kann, geht's meistens ab in die Röhre. In meinem Fall zum Beispiel hätte ein Röntgenbild auch nichts gebracht, denn es bestand der Verdacht auf einen Bandscheibenvorfall. Bandscheibe und Nerven sind elastisches Gewebe und keine Knochen, da liefert nur das MRT ein klares Bild.

Die weichen Strukturen kann ich meist nur unzureichend beurteilen

Leider wissen das nicht alle Ärzte. Deshalb kommen immer mal wieder Patienten mit einer Computertomografie der Halswirbelsäule in meine Praxis. Darauf erkenne ich zwar wunderbar eine knöcherne Verengung (falls es eine gibt), aber ich kann die weichen Strukturen nur mit Mühe und meist unzureichend beurteilen. Den Termin fürs CT gibt's zwar schneller, aber die Aussagekraft ist im Vergleich zum MRT schlechter und die Röntgenstrahlenbelastung höher. Leider liefert auch das MRT nicht automatisch einen Grund für die spezifischen Nackenschmerzen.

Wir wissen, dass der Röntgenarzt die Bilder genau beschreibt, dürfen dabei aber nicht vergessen, dass Bandscheiben altern. Diese Alterung zeigt sich in Form von Bandscheibenvorwölbungen und/oder -vorfällen, die im MRT sichtbar sind. Die spezifische Ursache ist nur dann bewiesen, wenn die Bandscheibenetage den zu ihrer Höhe passenden Befund auslöst. Dafür hat der Arzt spezielle Tabellen.

Beim Nacken ist es wie beim Rücken: Wir wollen eine Operation vermeiden

Nicht jeder Bandscheibenvorfall muss auch Probleme machen. Wenn jedoch MRT- und klinischer Untersuchungsbefund zusammenpassen, wird eine spezifische Therapie gemacht, bei der die wirbelsäulennahen Injektionen eine wichtige Rolle spielen. Dazu kommen therapeutische Maßnahmen wie beim unspezifischen Rückenschmerz. Auch beim Nacken ist das oberste Ziel, eine Operation zu vermeiden. Das ist oft ein steiniger Weg, der Durchhaltevermögen erfordert. Erst wenn der Schmerz unerträglich ist oder Ausfallerscheinungen vorliegen, führt der Weg ins Krankenhaus. Entweder zu einer intensiven stationären konservativen Schmerztherapie oder direkt zu einer Operation.

IM ÜBERBLICK: MEINE TIPPS FÜR DEINEN NACKEN

Wenn dein Orthopäde es gut mit dir meint, wird er dir Tipps zum effektiven Muskeltraining an der Halswirbelsäule geben. Hier sind meine:

1. Verlass dich nicht aufs Fitnessstudio

Es gelingt so gut wie nie, die entscheidenden Muskeln mit einem geeigneten Gerät im Fitnessstudio zu trainieren. Zwar gibt es den „Latzug", der Teile des oberen Randes des Trapezmuskels trainiert, er hat aber keinen verstärkten Einfluss auf die kurzen Halsmuskeln.

2. Physiotherapeuten können helfen, aber ...

In einigen Praxen für Physiotherapie gibt es spezielle Trainingsgeräte, bei denen der Kopf eingespannt und die übrigen Körperpartien fixiert werden. Das ist sehr gut für ein spezifisches Krafttraining.

3. Erste Hilfe mit Übungen

Normalerweise kannst du dir prima selbst helfen und zu Hause auf eigene Faust trainieren. Du musst deine Muskeln dabei dehnen und kräftigen. Passende Übungen zeige ich dir in diesem Buch. Dabei unterscheide ich zwischen Übungen für den Akutfall, mit denen du bei Schmerzen starten solltest (siehe nächste Seite), und Trainingseinheiten, die deine Beschwerden nicht nur lindern, sondern auch verhindern, dass sie wiederkommen.

4. Mach dir Druck mit den Händen

Relativ bekannt ist diese Übung: Halte deine Hände zwischendurch immer mal wieder abwechselnd von vorn, von beiden Seiten und von hinten gegen den Kopf und drück den Kopf jeweils 4-mal 10 Sekunden gegen den Widerstand der Hände.

Wenn du langfristig schmerzfrei werden willst, solltest du dich darauf ein-
stellen, dass du konsequent mindestens einmal am Tag trainieren musst.
Wenn du akute Beschwerden hast, helfen erst einmal sanfte Übungen wie
Dehnen, Rollen und Massieren.

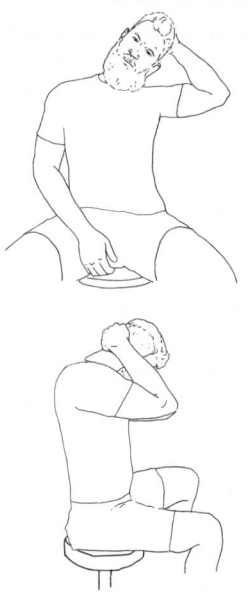

1. HALS-NACKEN-MUSKELN FLEXEN

Um deinen Nacken in alle Richtungen zu dehnen, brauchst du
die Hände. Zieh deinen Kopf mit
Unterstützung einer Hand abwechselnd nach rechts und links,
bis du Spannung spürst (oben).
Für vorn und hinten nimmst du
beide Hände (unten). Halte die
Dehnung jeweils 15 Sekunden.

2. NACKENROLLER

Neige deinen Kopf zuerst nach vorn und
drehe ihn ein paarmal, erst nach rechts, dann
nach links. Das Kinn drückst du dabei an den
Körper. Wichtig: Dreh nie mit nach hinten geneigtem Kopf und rotiere auch nicht wie ein
Kreisel über den Oberkörper.

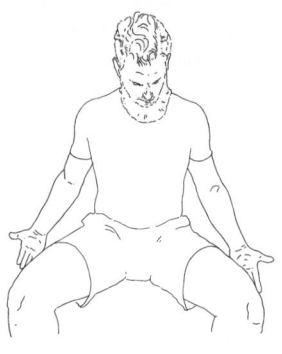

Neige den Kopf maximal zur Seite. Wenn es nicht mehr weitergeht, hältst du deine Hand als Widerstand dagegen (links), drückst 10 bis 15 Sekunden, nimmst den Druck raus, führst deine eigene Hand über den Kopf (unten) und ziehst damit den Kopf in die eingeschränkte und schmerzende Richtung. Wiederhole das, bis du die maximale Seitneigung erreichst.

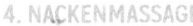

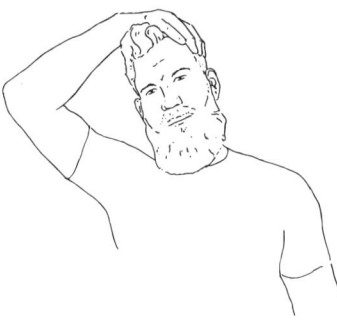

4. NACKENMASSAGE

Massiere dich selbst, indem du die Finger über die verspannte Muskulatur am Hals (links) und am Nacken (rechts) gleiten lässt und die einzelnen Muskelverläufe dabei abfährst. Verstärke den Druck, wenn du verquollenes Gewebe spürst. Noch schöner wird's, wenn dein Partner dich massiert.

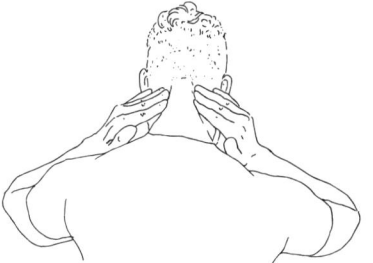

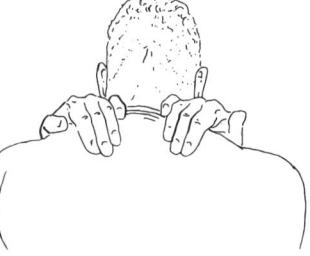

WIE BANDSCHEIBENSCHÄDEN ENTSTEHEN UND WAS DU DAGEGEN TUN KANNST

Wenn ich bei meinen Patienten einen Bandscheibenschaden diagnostiziert habe, fragen sie sich selbst und mich als ihren Arzt häufig: „Warum hat es ausgerechnet mich erwischt?" Darauf gibt es drei passende Antworten: Du hast den gefürchteten Schaden, weil du ...

1. ... ein Mensch bist

Denn wenn du ein Vierfüßler wärst, würde deine Wirbelsäule nicht senkrecht, sondern nur waagerecht belastet. Da du aber nur auf zwei Beinen stehst, verteilt sich dein gesamtes Gewicht auf wenige Quadratzentimeter Bandscheibe. Während dein schwerer Kopf deine Bandscheiben im unteren Halswirbelsäulenbereich belastet, drückt der Oberkörper auf die untersten Bandscheiben der Lendenwirbelsäule. Unser aufrechter Gang ist eine Schwachstelle.

2. ... dein Bandscheibengewebe schlecht ist

Möglicherweise ist ein minderwertiges Bandscheibengewebe anlagebedingt. Hunde haben nur in seltenen Fällen Bandscheibenschäden. Und wenn es sie doch trifft, liegt das an ihrem qualitativ schlechten Gewebe. Dackel, Pekinesen und Französische Bulldoggen sind besonders gefährdet. Vielleicht liegt das Problem auch in deiner Familie, was häufiger vorkommt. Dabei wird die Qualität der Kollagenfasern über die Gene negativ beeinflusst.

3. ... dich zu wenig bewegst

Dabei geht es nicht nur um zu wenig Bewegung, sondern auch um die falsche. Also vielleicht zu viel, zu monoton oder zu einseitig. Denn wie du bereits weißt, ist abwechslungsreiche Bewegung das Lebenselixier der Bandscheiben. Die Betonung liegt hier auf abwechslungsreich, auch im Sinne von richtig dosiert. Denn ein schlaffer Muskel bewirkt das Gleiche wie einer, der immer unter Spannung steht. Beide schaffen ein Ungleichgewicht und belasten damit die Bandscheiben verstärkt.

Da wir an unserer Genetik nichts ändern können und auch nicht auf vier Beinen von A nach B hoppeln möchten, bleibt uns nichts anderes übrig, als uns zu bewegen, um die Bandscheiben zu schonen. Damit können wir zwei Schäden vermeiden. Das ist zum einen die Bandscheibenvorwölbung, auch Protrusion genannt, und der Bandscheibenvorfall, von uns Ärzten als Prolaps bezeichnet.

An der normalen Bandscheibenalterung können wir nichts ändern. Konsequent vermeiden sollten wir aber Bewegungen, die mit starken Scher- und/oder Druckbelastungen auf unsere Bandscheiben verbunden sind. Dazu gehört zum Beispiel das Anheben von Getränkekisten. Wenn du einen Wasserkasten oder andere schwere Gegenstände weit vom Körper weghältst und deinen Oberkörper dann schlimmstenfalls noch drehst, während die Füße stehen bleiben, kann es ganz schnell passieren. Denn jetzt wirken riesige Kräfte auf deine Bandscheiben. Ein paarmal hält dein Körper das einigermaßen problemlos aus, aber deshalb solltest du dich nicht in falscher Sicherheit wiegen. Eines Tages wird möglicherweise ein nicht reparabler Bandscheibenschaden daraus.

Erfolgreich eingerenkt: Wir sind glücklich, aber die Bandscheiben nehmen's mir übel

Leider gibt es kein Leben ohne Risiko. Obwohl ich weiß, wie gefährlich bestimmte Hebemechanismen sind, setze auch ich mich regelmäßig einer Zwangshaltung aus, um meine Patienten einzurenken. Dabei stehe ich senkrecht vor der Behandlungsliege, auf der mein Patient liegt. Dann lasse ich eine Hand als „Pistolengriff" unter den Patienten gleiten, während ich mit verdrehtem Oberkörper vor ihm stehe. Um einen Impuls auf das blockierte Wirbelsäulensegment zu geben, muss ich mich vornüberneigen. Meist ist das Segment dann wieder in der richtigen Position. Mein Patient und ich sind glücklich, aber meine Bandscheiben nehmen es mir manchmal übel. Denn trotz bester Technik geht's nie ohne Belastung, die noch verstärkt wird, weil ich den manipulativen Eingriff nur von einer Seite mache. Als aufmerksamer Leser weißt du inzwischen: Zwangshaltung und einseitige Belastungen sind zwei hervorragende Voraussetzungen, um sich einen Bandscheibenschaden zu holen. Ich versuche, meine eigenen Stoßdämpfer zufriedenzustellen, indem ich sie mit einer gut trainierten Rückenmuskulatur entlaste. Das hilft auch ein wenig, aber leider nicht immer. Sonst hätte es mich seinerzeit nicht so hart getroffen.

Einen Faktor können wir trotz Umsicht und Bewegung nicht vermeiden: Auch unsere Bandscheiben werden älter. Der Alterungsprozess verläuft dort am schnellsten, wo die Übergänge von sehr beweglichen zu sehr starren Wirbelsäulenabschnitten liegen. Das heißt: an der Stelle, an der sich die untere Hals- und die Brustwirbelsäule treffen, und dort, wo die Lendenwirbelsäule auf das Kreuzbein stößt. Bis zum Vorschulalter besteht die Bandscheibe noch aus einer strukturlosen gallertigen Masse, die hervorragend auf jede Bewegung reagieren kann, da sie maximal beweglich und verschiebbar ist. Bis zum Schulalter bildet sich eine ringförmige Faserstruktur, die als äußere Begrenzung den gallertigen Kern umschließt. Der nimmt mit zunehmendem Alter ab, während sich der Anteil der ringförmigen Fasern ähnlich wie die Jahresringe eines Baumstamms vergrößert.

Das typische Alter für Schäden an der Bandscheibe liegt um die 40

Das typische Alter für Bandscheibenschäden liegt um das 40. Lebensjahr herum. Die bandscheibenkritische Zeit beginnt mit 30 und endet im Rentenalter. Zwischen 50 und 65 Jahren wird der Gallertkern gänzlich durch eine faserartige Struktur ersetzt. Dann laufen die anfangs genannten Stoffwechselprozesse nur noch rudimentär ab. Der Vorteil eines flüssigen Mediums ist die Tatsache, dass es seine Form je nach Belastung verändern kann. Nachteil ist jedoch, dass man Flüssigkeiten nicht komprimieren, also nicht zusammenstauchen kann. Die benachbarten Wirbelkörper drücken von oben und unten auf den Gallertkern. Er wird dadurch platter und muss sich in der Fläche kompensatorisch ausdehnen.

Dabei drückt er auf die spröden Faserringe, die ihn umgeben. Die haben ihre Elastizität aber im Laufe der Zeit verloren. Es kommt zu kleinen Rissbildungen, in die der Gallertkern langsam, aber sicher einbricht. Dadurch dehnt die Bandscheibe sich aus, was nach vorn oder zur Seite in der Regel nicht spürbar ist. Dehnt die faserknorpelige Scheibe sich aber nach hinten aus, drückt sie möglicherweise auf die abgehende Nervenwurzel. Es kommt zu Schmerzen, Kraftverlust und Reflexausfällen.

Der Vorfall kann im Wirbelkanal nach oben oder unten abgleiten

Bei einer Bandscheibenvorwölbung ist der äußerste Faserring noch intakt. Wenn er aber auch noch aufplatzt, tritt der gallertige Kern aus der Bandscheibe heraus. Dann ist es zum Bandscheibenvorfall gekommen, der meist erst einmal richtig wehtut. Leider lässt er sich nicht mehr rückgängig machen. Während eine Vorwölbung immer auf Höhe des Bandscheibenfachs im Bewegungssegment liegt, so kann der Vorfall nach oben oder unten im Wirbelsäulenkanal abgleiten. Den entsprechenden Bandscheibenanteil bezeichnet man dann als Sequester. Ein Sequester kann auch die Nervenwurzel des benachbarten Bewegungssegments reizen.

Von der Vorwölbung und dem Vorfall wird die sogenannte „bulging disc" abgegrenzt. Wie einige von uns (ich eingeschlossen) schon feststellen mussten, wird unser Bindegewebe mit dem Älterwerden nicht straffer, sondern verliert an Elastizität. Das erklärt auch, warum die Bandscheiben immer weicher werden. In vielen Fällen führt das zu einer ringförmigen Vorwulstung. Meist wird dabei das Nervengeflecht am Faserring gereizt, die Nervenwurzel aber noch nicht bedrängt.

Die Betroffenen haben dann eher einen tief sitzenden Kreuzschmerz, der auch die Folge eines Bandscheibenvorfalls sein kann. Wenn wir ins Rentenalter kommen, hat sich der gallertige Kern in schnödes Fasergewebe umgewandelt. Dann können wir die „wohltuende" Versteifung der Wirbelsäule spüren. Denn jetzt sinkt das Risiko, von einem Bandscheibenvorfall heimgesucht zu werden. Dafür merken wir, dass wir nicht mehr so beweglich wie mit 20 sind. Doch nicht jedem wird dieses glückliche Schicksal zuteil. Wenn unsere ehemals saftigen Bandscheiben ausgetrocknet und in Fasergewebe umgewandelt sind, haben sie auch an Höhe verloren. Das führt dazu, dass die Facettengelenke nicht mehr optimal arbeiten und die stabilisierenden Bänder sich lockern. Das Gefüge wird gestört. Die Wirbelkörper können sich gegeneinander verschieben oder abkippen – und dann haben wir wieder mit mannigfaltigen Schmerzen zu kämpfen. Zum Glück kannst du gegen den Verlauf etwas tun, wie du ja inzwischen weißt. Deine Muskulatur ist in der Lage, den wichtigen Stabilisierungsjob zu übernehmen.

Knochen, Bandscheiben, Sehnen, Bänder und Muskeln müssen perfekt zusammenspielen

Anders als die altgriechischen Säulen an der Akropolis in Athen ist unsere Wirbelsäule kein starres und stabiles Gebilde. Sie kann dynamisch auf alles reagieren, was auf sie einwirkt. Damit das optimal gelingt, müssen Knochen, Bandscheiben, Bänder und Muskeln perfekt zusammenspielen.

Die einzelnen Wirbelkörper sind mit einem vorderen und einem hinteren Längsband miteinander verbunden. Diese Bänder ziehen sich von oben nach unten über jedes Bewegungssegment hinweg über die gesamte Wirbelsäule. So bilden sie eine elastische Begrenzung zum Bandscheibenraum. Die Facetten-gelenke sind mit Kapsel-Band-Strukturen überzogen und dadurch stabil. Auch die Bänder unterliegen Alterungsprozessen und verlieren mit den Jahren ihre Elastizität. Das kann dazu führen, dass die entsprechenden Gelenke sich lo-ckern. Direkt kannst du dagegen wenig tun. Doch deine Muskeln können dich retten, wieder einmal. Denn sie bleiben dir ewig treu, solange du sie nicht ver-nachlässigst. Du kannst sie bis ins hohe Alter trainieren. Ups, habe ich hier „du kannst" geschrieben? Ich meinte natürlich: Du musst!

Muskeln kannst du dir leider nicht kaufen, du musst sie dir erarbeiten

Muskulatur kann man leider nicht kaufen; man muss sie sich erarbeiten. Wenn du langfristig ein Leben ohne Rückenschmerzen führen willst, gibt es nichts Besseres, als die Muskeln zu erhalten und immer zu trainieren. Ich möchte dir hier nicht jeden einzelnen Muskel vorstellen, aber du solltest wissen, wie deine eifrigen Beschützer arbeiten. Vereinfacht dargestellt: Unser Kopf wird von der Nackenmuskulatur gehalten, der Rumpf vom Wechsel-spiel zwischen Rumpfstrecker und Bauchmuskulatur, die wiederum über die Gesäßmuskulatur die Stellung unseres Beckens stabilisiert. Auch die Ober-

WAS BEI EINEM BANDSCHEIBEN-
VORFALL GENAU PASSIERT

Hier siehst du, was mit der Bandscheibe bei einem Vorfall passiert. Auf dem Bild rechts ist sie noch gesund. Der Faserring (grün), der den Gallertkern in der Mitte umgibt, ist geschlossen.

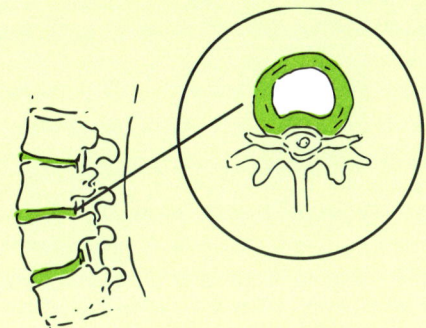

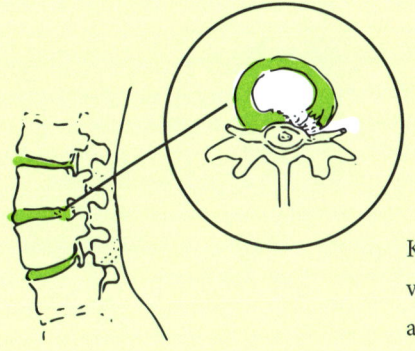

Kommt es zu einem Bandscheibenvorfall, tritt der gallertige Kern (weiß) aus der Bandscheibe heraus und drückt auf die Nervenwurzeln. Das kann starke Schmerzen verursachen.

schenkel- und Wadenmuskeln haben einen entscheidenden Einfluss auf die Gesamtkörperstatik. Neben der Von-oben-nach-unten-Verzurrung machen quer laufende Muskeln den ganzen Körper weitgehend stabil. Man spricht deshalb von einem Muskelkorsett, das im Idealfall die Wirbelsäule in ihrem Verlauf optimal einstellt, um die Bandscheiben möglichst wenig zu belasten.

BANDSCHEIBEN-FÜTTERUNG: WIE DU DEINE STOSSDÄMPFER GUT ERNÄHRST

Du hast jetzt einiges über die Bandscheiben erfahren und willst deine künftig besser hegen und pflegen? Dann solltest du auf ihre Ernährung achten. Unsere Stoßdämpfer zwischen den Wirbeln sind Hochleistungsathleten, wenn man bedenkt, was wir alles von ihnen verlangen. Sie sollten auch wie Top-Sportler versorgt werden. Das heißt: Nur der Athlet wird Erfolg haben, der sich neben der körperlichen Ertüchtigung auch gut und bewusst ernährt. In Anbetracht der Bedeutung gesunder Bandscheiben sollte man eigentlich erwarten, dass die Natur vorgesorgt hat und die Scheiben großzügig mit Nährstoffen versorgt. Das tut sie aber leider nicht – vor allem dann nicht mehr, wenn wir es eigentlich dringend brauchen.

Nur bis zum vierten Lebensjahr ernährt der Organismus die Bandscheibe direkt über die Blutgefäße. Anschließend bilden die sich zurück. Die knorpeligen Verbindungen müssen dann zu Selbstversorgern werden. Wie gut ihnen das gelingt, hängt davon ab, wie viele Nährstoffe in der unmittelbaren Umgebung herumschwirren und mit dem Flüssigkeitsstrom in die Bandscheiben gelangen. Gleichzeitig dient der Strom auch als Müllabfuhr. Die Bandscheiben können sich nur von Stoffwechselabbauprodukten trennen, indem sie sie zum Abtransport in die Flüssigkeit geben.

Belasten und entlasten: Auf den richtigen Wechsel kommt es an

Du kannst die Scheiben nur indirekt ernähren. Um sie dabei optimal zu versorgen, ist ein Wechselspiel aus Be- und Entlastung notwendig. Vielleicht erinnerst du dich noch an Bio in der Schule? Da hast du diesen Vorgang als Diffusion kennengelernt. Das Bandscheibengewebe besitzt die Fähigkeit, über den sogenannten osmotischen Druck Flüssigkeit anzusaugen. Dieser Druck beschreibt die Kraft, die aufgewendet werden muss, um ein Lösungsmittel einseitig durch eine durchgängige Membran hindurch in eine konzentrierte Lösung hineinzuziehen. Je weniger Druck von zwei benachbarten Wirbelkörpern ausgeübt wird, desto besser gelingt das. Wenn deine Wirbelsäule also so gut wie gar nicht gestaucht wird (weil du zum Beispiel in der Stufenlagerung entspannst), kann die Bandscheibe aus dem Vollen schöpfen und mit der einströmenden Flüssigkeit wertvolle Nährstoffe aufnehmen.

Das könnte dich auf eine Idee bringen: „Ich mache ganz viel Bandscheibenwellness, indem ich mich therapeutisch auf die Couch lege und möglichst gar nicht mehr aufstehe." Die Schlussfolgerung ist tatsächlich naheliegend, aber leider grundfalsch.

Die Bandscheiben brauchen Druck, um Abbauprodukte loszuwerden

Zum besseren Verständnis mal wieder ein Beispiel aus dem Alltag: Wenn du etwas isst, tut das in der Regel erst einmal gut. Danach müssen die unverdaulichen Überreste aber über kurz oder lang aus deinem Körper heraus. Du gehst zur Toilette. Würdest du das nicht tun und versuchen, das Bedürfnis zu unterdrücken, hätte das üble Folgen. Zuerst für deinen Magen-Darm-Trakt und dann für den ganzen Körper. Du würdest dich vergiften. Deinen Bandscheiben geht es nicht anders. Auch sie müssen ihre Abbauprodukte wieder loswerden. Und dafür musst du sie zusammenpressen. Ohne eine Stauchung im Bewegungssegment kann kein Flüssigkeitsstrom entstehen.

Du musst dich von der Couch erheben, um den Nährstoffwechsel zu aktivieren

„Wie stauche ich denn meine Bandscheiben?", wirst du jetzt fragen. Meine Antwort lautet wieder einmal: durch Bewegung. Du musst dich also von der Couch erheben, um den Bandscheiben-Nährstoffwechsel zu aktivieren. Nur wenn du abwechselnd be- und entlastest, laufen Ernährung und Entschlackung optimal ab. Je regelmäßiger dir dieser Wechsel gelingt, desto besser fütterst du deine Bandscheiben mit Nährstoffen. Fazit: Ein ausgewogenes Gleichgewicht in der kleinsten funktionellen Einheit ist die Basis für einen gesunden Rücken.

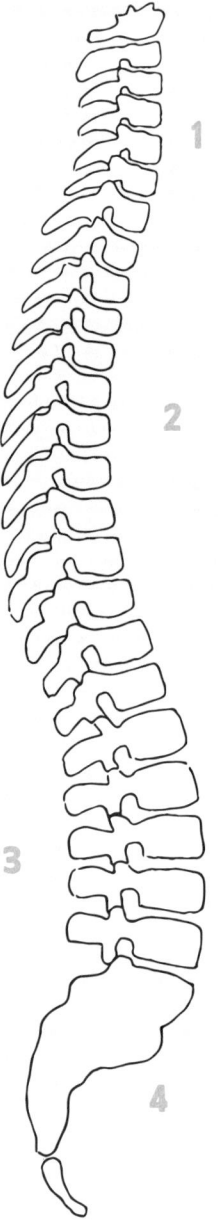

Die Wirbelsäule mit ihren 24 Wirbeln ist die zentrale Achse des Körpers. Sie ermöglicht Bewegungen in verschiedene Richtungen und hält uns dabei stabil. Auf der Grafik siehst du, wie sie aufgebaut ist. Ganz oben (1) sitzt die Halswirbelsäule mit sieben Wirbeln. Sie ist leicht nach vorn geneigt. Daran schließt sich die Brustwirbelsäule (2) mit einer Krümmung nach hinten an. Zu ihr gehören zwölf Brustwirbel. Die besonders rückenschmerzempfindliche Lendenwirbelsäule (3) befindet sich in der unteren Mitte und hat eine erkennbare Wölbung nach vorn. Sie beginnt überm Becken und setzt sich aus fünf Lendenwirbeln zusammen. Darunter liegt das Kreuzbein (4) und ganz unten das Steißbein (5). Dieser Aufbau ist wichtig, damit wir aufrecht stehen und gehen können. Jeweils zwischen den Wirbeln sitzen die Bandscheiben, die Belastungen abfedern. Sie dienen dem Körper als Stoßdämpfer und sind so konstruiert, dass sie Druck aufnehmen und verteilen können, gleichzeitig aber bis zu einem gewissen Grad beweglich bleiben.

HÄTTEST DU DAS GEWUSST?
10 FAKTEN ÜBER DIE BANDSCHEIBE

Sie ist klein und unscheinbar, muss aber viel leisten. Hier erfährst du auf einen Blick Erstaunliches und Wissenswertes über die Zwischenwirbel.
Die Bandscheibe ...

… ist kein Einzelkämpfer. **23 Scheiben** sitzen zwischen **24 Wirbelkörpern.**

… **fehlt** zwischen dem Hinterhauptsbein (Teil des Schädels) und dem ersten Halswirbel ebenso wie zwischen dem ersten und zweiten Halswirbel.

… ist eine Art **körpereigener Stoßdämpfer.**

… wird auch als Zwischenwirbel, Knorpelscheibe, **Zwischenwirbelsäule,** Wirbel-Synchondrose, Discus intervertebralis (lateinisch) oder intervertebral disc (englisch) bezeichnet.

… verursacht **die meisten Schmerzen** in der Lendenwirbelsäule.

… macht in ihrer Gesamtheit etwa **ein Viertel** der Wirbelsäule aus.

… liegt gut verpackt zwischen mehr als **300 Muskeln.**

… schrumpft im Laufe des Tages, sodass ihr Besitzer abends **ein bis drei Zentimeter kleiner** ist als morgens.

… kommt wieder **in Form**, wenn wir schlafen.

… besteht zu **mehr als 80 Prozent aus Wasser** und kann damit den Druck, der auf ihr lastet, gleichmäßig verteilen.

RAUS AUS DEM BETT: WARUM LANGES SCHLAFEN RÜCKENSCHMERZEN MACHT

Am Wochenende lange auszuschlafen, ist schon etwas Schönes. Das steht jedem nach stressigen Tagen im Beruf zu. Mal nicht um sechs Uhr raus aus den Federn, sondern einfach im kuscheligen Bett liegen bleiben und hoffen, dass einem jemand kurz vor Mittag ein Frühstück bringt, mit dem man dann langsam in den Tag starten kann. Leider ist das nicht jedem vergönnt. Denn so mancher spürt beim Gang ins Badezimmer nach einer überlangen Nacht einen dumpfen Schmerz im unteren Rücken.

So erging es auch meinem Freund und Patienten George. Wenn er dann Anfang der Woche in meiner Praxis erschien, um die Schmerzen abklären zu lassen, fand ich keinen auffälligen Befund. Die gesamte Diagnostik inklusive MRT-Untersuchung war unauffällig. Die Probleme zogen sich hin, bis ich endlich eine Idee hatte: Die Beschwerden könnten von einer schnellen Volumenänderung seiner Bandscheiben herrühren.

Liegt der Mensch zu viel, nimmt die Bandscheibe übermäßig Flüssigkeit auf

Dafür gibt es eine einleuchtende Erklärung: Die Höhe des Zwischenwirbelabschnitts hängt vom Bandscheibenvolumen ab. Schwankt dieses Volumen, hat das direkten Einfluss auf die Stellung der benachbarten Facettengelenke und der umgebenden Muskulatur.

Wir wissen ja bereits, dass die Bandscheiben bei Belastung wie zum Beispiel Stehen Flüssigkeit abgeben und im Liegen Flüssigkeit aufnehmen. Hält die Liegephase länger an, wird auch länger entlastet. Kommt dann eine entsprechende Veranlagung dazu, nimmt die Bandscheibe übermäßig viel Flüssigkeit auf, wölbt sich gegen das hintere Längsband und erhöht die Spannung auf die kleinen Wirbelkörpergelenke. Der Patient spürt typischerweise in den späten Morgenstunden dumpfe Schmerzen. Das passiert nicht nur bei George, sondern auch bei anderen Patienten, die krankheitsbedingt längere Zeit im Bett liegen müssen.

Raumfahrer kommen mit prall gefüllten Bandscheiben auf die Erde zurück

Ein Extrembeispiel sind Raumfahrer, die wochenlang in Schwerelosigkeit leben und ihre Bandscheiben in dieser Zeit kaum belasten. Kommen sie zur Erde zurück, sind die Bandscheiben prall gefüllt und die Raumfahrer drei bis vier Zentimeter größer. Kein Wunder, dass sie sich nur mit Mühe wieder auf der Erde zurechtfinden. Das kannst du dir ähnlich wie beim Trinken vorstellen. Ist dein Bauch übervoll, geht's dir nicht gut.

Mit Radfahren statt Ausschlafen bekam mein Freund seine Probleme in den Griff

Wie konnte ich George helfen? Natürlich mit dem Allheilmittel Bewegung und einer reduzierten Liegezeit. Während George es mir dankt, schaut seine Frau mich manchmal böse an. Denn George steht auf mein Anraten hin jetzt auch am Wochenende früh auf, steigt aufs Rad und bewegt sich.

Leider fährt George ungern allein. Seine Frau muss mit. Das wäre ja nicht weiter schlimm für mich. Doch es kommt noch etwas dazu. Georges Frau fährt ungern allein mit George und ist zufällig mit meiner Frau befreundet. Also kommt die auch mit. Allerdings fühlen die drei sich selbst im Trio ein wenig allein. Und so heißt es für mich an so manchem Sonntag: früh raus und aufs Rad. Kleiner Trost: In Sachen Gesundheit profitieren wir alle davon.

DER GEMEINE HEXENSCHUSS: NICHT NUR ZU WEIHNACHTEN EINE KATASTROPHE

Es ist Tradition im Hause Revierdoc, dass in der Weihnachtszeit zum Plätzchenbacken geladen wird. Mein orthopädischer Freund Patrick aus Rheine mit Familie ist dabei ein gern gesehener Gast. Mal abgesehen davon, dass er ein toller Orthopäde ist, hat er auch einen Ruf als Naschkatze zu verteidigen. So machte Patrick sich auch im letzten Jahr auf ins weihnachtliche Ruhrgebiet. Wir sind dabei durchaus kreativ, denn alle Jahre wieder überrascht einer den anderen mit neuen Plätzchenformen, die einen Bezug zum Ruhrgebiet haben müssen. Wir haben schon Fördertürme, Kohlehaufen, Pöhlerkappen, Grubenlampen und anderen Kokolores geformt.

Tolle Kombination zum Abschalten: Bier trinken und Plätzchen futtern

Erst einmal freuten wir uns, dass wir nicht nur zum Arbeiten zusammenkommen durften, sondern bei Bier und Plätzchen (eine tolle Kombination übrigens) auch mal abschalten konnten. Unser langfristiges Ziel war es, dass unsere Frauen und Kinder sich um den Teig kümmern und wir selbst uns aufs Formen und Verzieren spezialisieren. Wir waren überzeugt, dass nur zwei Schöngeister wie wir den Blick fürs Ungewöhnliche haben. Leider sahen unsere Backgesellen das etwas anders und verdonnerten uns immer wieder zu weniger geistreichen Tätigkeiten. Wir mussten den Abwasch machen, nach dem Plätzchenfest die Backstube säubern und durften uns auch vor anderen Handlangerdiensten zwischendurch nicht drücken. Diesmal erwischte es Patrick. Er hatte den Zimt im Auto vergessen. Also schnell im T-Shirt nach draußen in die Kälte. Drinnen musste er sofort zum Nudelholz greifen und den Plätzchenteig „plattmachen".

Dabei ist es dann geschehen. Wer eine breite Ausrollfläche und lange Arme hat, der möchte auch effektiv arbeiten. Und so beugte der liebe Patrick den Oberkörper sehr weit nach vorn, um die Schalke-Arena auszurollen. In diesem Moment traf ihn die Hexe.

Schießerei in der Backstube: Die fiesen Attacken treffen sogar Orthopäden

Er stieß ein unflätiges Wort aus und sein Gesicht war sehr angespannt. Als aufmerksamer Beobachter diagnostizierte ich sofort einen vorweihnachtlichen Hexerschuss (ich sage Hexer, denn der Verursacher war eindeutig männlich). Da wir Orthopäden selbst manchmal von unseren Patienten für Zauberer gehalten werden, wähnen wir uns eigentlich in Sicherheit vor solchen Attacken. Ich wies darauf hin, dass Hexer ja nicht auf ihre eigenen Leute schießen. Das kam in diesem Moment aber nur sehr mau an. Niemand lachte. Um uns herum herrschte betretenes Schweigen.

Jetzt hatten wir beide ein Problem. Patrick konnte sich kaum noch bewegen und ich musste mir mein Weihnachtsbier selbst aus der Zwischenetage holen. Noch viel schlimmer: Wer mal von Hexe oder Hexer beschossen wurde, weiß, dass das ziemlich wehtut. Weniger bekannt ist die Tatsache, dass ein Hexenschuss der erste Hinweis auf einen bösen Bandscheibenvorfall sein kann. Da Patrick selbst Arzt ist, wusste er das natürlich. Ich musste ihm meine eigene Rückengeschichte nicht erzählen, denn in diesem Moment wollte er alles hören, nur nicht das. Außerdem findet er, dass ich sie zu oft erzähle, um Mitleid zu erheischen. Jetzt war er der Betroffene.

Patrick nahm eine Fehlhaltung ein und unser aller Mitleid war ihm sicher

Ein Orthopäde mit heftigen Rückenschmerzen. Unser aller Mitleid war ihm sicher. Glücklicherweise fehlte die klassische Ausstrahlung ins Bein. Stattdessen schmerzte es dumpf und tief im unteren Rückenbereich. Patrick nahm die ischiatische Fehlhaltung ein. Was war geschehen? Beim Hexenschuss (auch Lumbago oder Lumbalgie genannt) handelt es sich um plötzlich auftretende beziehungsweise einschießende Kreuzschmerzen ohne Ausstrahlung ins Bein, die entweder durch Verschiebungen innerhalb der Bandscheibe ausgelöst werden, oder um eine Verlagerung des Bandscheibengewebes nach hinten, wo es auf die schmerzempfindliche hintere Bandscheibenbegrenzung drückt. Verlagert sich die Bandscheibe seitlich, verengt sich das Zwischenwirbelloch und die Nervenwurzel wird gedrückt. Die Folge sind Beinschmerzen.

Schnelle Hilfe nicht nur im Arzthaushalt: Stufenlagerung, Wärmflasche, Schmerzmittel

Ich machte Patrick auf sein großes Glück aufmerksam: Er war in der Küche eines Orthopäden angeschossen worden. Ich ignorierte seine Bitte, ihn zum Auto zu tragen und zu einem Spezialisten zu fahren. Ziel musste es sein, seine Schmerzen schnell zu lindern. Denn Schmerz verspannt. Verspannung wiederum verstärkt die Fehlhaltung. Und die Fehlhaltung führt zu stärkeren Schmerzen. Diesen üblen Kreislauf kennen wir als Teufelskreis (Ärzte und Lateiner sagen gerne Circulus vitiosus).

Erste Maßnahmen sind hier die Stufenlagerung (siehe Seite 16) und Wärme. Dann sollte Man(n) sich auch nicht scheuen, ein Schmerzmittel einzuwerfen. Mit dem Anspruch „Ich bin ein Kerl, ich brauche keine Schmerzmittel" tut man seinem Körper nichts Gutes, denn der Circulus vitiosus läuft auf Hochtouren. Ich flitzte in meine Praxis, um einen Lagerungswürfel und die komplette Ausrüstung für eine Schmerzinfusion zu holen. Schließlich musste ich meinen Freund schnell erlösen.

Bewegungsmangel, Kälte, Fehlhaltung? Die Ursachen sind sehr vielfältig

Nun weißt du, dass nicht einmal Orthopäden vor Hexenschüssen sicher sind, und fragst dich bestimmt: „Wie kann ich das vermeiden?" Damit sind wir wieder beim Thema regelmäßige Bewegung und gut trainierte ausgeglichene Muskeln. Neben Fehlhaltungen kann auch eine Unterkühlung die Ursache sein. Patrick war vor seinem Hexenschuss im T-Shirt bei dezemberlichen Temperaturen draußen und hat dann den Teig in ungewohnter (Fehl-)Haltung ausgerollt. Vielleicht war er – weihnachtsplätzchenbedingt – nicht ganz so gut trainiert wie sonst.

Fakt und Trost sind: Ein Hexenschuss geht vorüber. Mit den genannten Maßnahmen lassen die Beschwerden typischerweise innerhalb von einer Woche nach. Wir konnten trotz der Schießerei in der Backstube am Ende des Tages mit Patrick und seiner Wärmflasche im Rücken leckere Plätzchen essen.

SCHAUFENSTERKRANKHEIT UND BEINSCHWACHE ETAPPENGÄNGER

Vielleicht hast du schon mal von der Schaufensterkrankheit gehört? Nein, damit ist nicht gemeint, dass dein Partner oder deine Partnerin beim Einkaufsbummel krankhaft häufig stehen bleibt, in die Auslagen der Geschäfte guckt und mit dir diskutieren will, was gekauft wird. Im Regelfall bezeichnet der Begriff ein Durchblutungsproblem in den Beinen. Doch nicht immer stecken Durchblutungsstörungen dahinter, in vielen Fällen ist eine Veränderung an der Wirbelsäule schuld daran. Dabei kommt es schon nach kurzen Gehstrecken zu Beschwerden. Die sind oft so stark, dass die Betroffenen auf der Stelle stehen bleiben müssen. Weil ihnen das unangenehm ist und nicht jedem auffallen soll, geht's also von Schaufenster zu Schaufenster.

Am Anfang spürt man die Krankheit kaum, später verursacht sie starke Schmerzen

Patienten mit der Schaufensterkrankheit (medizinisch: Spinalkanalstenose) sind für mich Etappen-Spaziergänger. Davon gibt's bei uns in Wattenscheid einige – und glücklicherweise auch viele Sitzbänke, auf denen sie sich ausruhen können. Wenn das Ladensterben im Revier so weitergeht und die Innenstädte zunehmend veröden, gibt's bald keine Schaufenster mehr. Dann brauchen wir noch mehr Sitzbänke für Menschen mit Spinalkanalstenose.

Anfangs spürt man kaum etwas von der Krankheit, später kann es zu deutlichen Lebens- und Bewegungseinschränkungen kommen. Die Ursachen sind genetische Anlagen und Alltagsbelastungen der Wirbelsäule. Viele Beschwerden bessern sich bereits, indem wir den Rücken weniger belasten und uns rückengerechter verhalten. Das hilft zwar, beseitigt die Schmerzen aber nicht ganz. Die Höhe der Bandscheiben nimmt mit zunehmendem Alter ab. Dadurch verringert sich der Abstand zwischen zwei Wirbelkörpern. Auch die Elastizität lässt nach, sodass die Grund- und Deckplatten der benachbarten Wirbelkörper mehr belastet werden. Hält dieser Zustand länger an, reagieren die Wirbelkörper auf den Druck, indem sich der Knochen an der Stelle verdichtet (kondensiert), an der er vermehrt belastet wird. Dieser Zustand zeigt sich im Röntgenbild als Weißfärbung.

Wenn dein Orthopäde von einer Osteochondrose spricht, meint er genau diesen Zustand an deiner Wirbelsäule und bezeichnet damit Verschleißerscheinungen am Wirbelkörper und dessen Gelenkfortsätzen. An der Wirbelsäule eines über 30-Jährigen ist in der Regel immer ein gewisser Grad an Osteochondrose zu sehen. Hier muss man dann zwischen anfänglicher (initialer), mittelgradiger, fortgeschrittener und ausgeprägter Osteochondrose unterscheiden.

Wenn die Druckkräfte noch weiter zunehmen (oder länger bestehen), können die Grund- und Deckplatten in die Breite wachsen. Es entwickeln sich knöcherne Randkantenausziehungen am Wirbelkörper, die sogenannten Spondylophyten. Wenn die nach hinten wachsen, können sich der Wirbelkanal (Spinalkanal) und die Zwischenwirbellöcher (Neuroforamen) verengen. Der Arzt spricht dann von einer Spinal- oder Neuroforamenstenose.

Der beinschwache Spaziergänger plant seinen Weg mit entsprechenden Stopps

Im Vordergrund steht weniger der Schmerz im Rücken als die Schwäche in den Beinen. Laufen wird für den Betroffenen zur Qual. Allerdings nicht bei jedem im gleichen Ausmaß. Während die einen vielleicht noch 500 Meter am Stück schaffen, müssen andere schon nach 50 Metern abbrechen. Der beinschwache Etappen-Spaziergänger plant seinen Weg mit entsprechenden Stopps. Entweder hat er eine Sitzmöglichkeit oder er muss zumindest den Oberkörper nach vorn neigen, um seine gedrückten Nerven ein wenig zu entlasten. Damit lassen sich Schwäche und Missempfindungen wie Taubheitsgefühle oder ein Kribbeln reduzieren.

Die Spinalkanalstenose tritt meist bei Patienten über 60 Jahren auf, während Bandscheibenpatienten in der Regel unter 60 sind. Natürlich gibt es auch Ausnahmen: So können auch jüngere Menschen eine Stenose haben, wenn sie biologisch älter sind, als es im Ausweis steht. Auf der anderen Seite gibt es auch Senioren mit einem symptomatischen Bandscheibenvorfall. Denen wird dann ihr biologisch jüngeres Alter zum Verhängnis. Denn ihre Bandscheiben sind noch mit Flüssigkeit befüllt. Zusätzlich gibt es auch sogenannte kombinierte Spinalkanalstenosen. Dabei kommt es zu einer Verengung durch knöcherne Anbauten und Bandscheibenvorwölbungen (auch als „bulging disc" bezeichnet).

Unsere Wirbelsäule hat kleine Reserveräume für bedrängte Nerven

Da jede Wirbelsäule anders altert, stellt sich die Frage, ob eine Spinalkanalstenose bei jedem Patienten Symptome zeigt. Das ist nicht so, denn im Rahmen von medizinischen Reihenuntersuchungen konnte man die entsprechenden Verengungen bei fast allen Untersuchten feststellen, doch die wenigsten hatten eine entsprechende Symptomatik. Dafür dürfen wir unserer Anatomie und den körpereigenen Kompensationsmechanismen danken. Die Wirbelsäule hat die ein oder andere Ausbuchtung und damit kleine Reserveräume für den Fall, dass ein Nerv in eine bestimmte Richtung gedrängt wird. Wenn die Verengung nur langsam fortschreitet, kann sich der Nerv anpassen und reagiert nicht sofort mit Schwäche, Schmerz oder Missempfinden auf den Druckreiz. Das ist auch der Grund dafür, dass Skoliosepatienten auch mit stärksten Wirbelsäulenkrümmungen im fortgeschrittenen Alter schmerzfrei sind. Ihre Nerven haben sich der jahrelangen Entwicklung angepasst; die Stenose ist kompensiert und macht keine Probleme.

Schon geringe Impulse können das Fass zum Überlaufen bringen

Damit schließt sich die nächste Frage an: Was bringt das „Stenose-Fass" zum Überlaufen? Es sind oftmals kleinste Impulse, die dazu führen, dass die Spinalkanalstenose dekompensiert. Ungewohnte Bewegungen, körperliche Überlastung, ein Unfall oder lange bestehende Fehlhaltungen können das Zünglein an der Waage sein. Natürlich ist Bewegung in jedem Alter gut, denn Bewegen heißt Leben, aber deine Aktivitäten sollten immer zu deinem biologischen Alter passen. Du musst deinen Garten nicht jeden Tag umgraben und auch nicht mehr an einem Stück mit dem Wohnwagen von Wattenscheid nach Venedig fahren. Beim Freizeitsport in der Seniorengruppe bist du auch ohne olympische Rekorde ein gern gesehener Gast. Also, spiel nicht mit dem

Feuer, sondern halte dich an die Prinzipen der Rückenschule. Denn wenn die schlummernde (noch asymptomatische) Spinalkanalstenose erst mal geweckt wird, dann quält sie dich auch.

Meide möglichst alle Bewegungen, die dich ins Hohlkreuz zwingen

Ein Hohlkreuz in der Lendenwirbelsäule begünstigt die negative Entwicklung, da die Facettengelenke stärker unter Druck stehen und das kompensieren wollen, indem sie mehr Knochenwulst bilden. Deshalb solltest du vorbeugend alles reduzieren, was dich dazu bringt, ins Hohlkreuz zu gehen. „Gut", denkst du vielleicht, „ich mache sowieso schon länger keine Flickflacks und Überschläge mehr, da bin ich auf der sicheren Seite." Doch so einfach ist es leider nicht, denn viele Alltagsbewegungen erfordern die überstreckte Wirbelsäule, ohne dass du es ahnst. Wer zum Beispiel einen großen Busen und/oder einen ausladenden Bauch sein Eigen nennt (und damit sind nicht nur Frauen gemeint), muss seinen Oberkörper automatisch nach hinten verlagern, um nicht nach vorn umzufallen. Er geht also ins Hohlkreuz. Natürlich muss nicht jeder voluminöse Busen oder fettleibige Bauch verkleinert werden, aber es ist wichtig, ihn mit einem guten Muskelkorsett zu stützen und zu schützen.

Wenn du die Beschwerden der Schaufensterkrankheit nicht mit konservativen Maßnahmen in den Griff bekommst, kann eine Operation helfen, bei der der Spinalkanal operativ erweitert wird. Um die Diagnose zu sichern, ist es wichtig, dass der Orthopäde auch die Hüftgelenke untersucht. Wenn er einen Gelenkverschleiß (Arthrose) feststellt, kann der Patient sich nur noch eingeschränkt bewegen und vor allem die Hüfte nicht mehr strecken. Auch das möchte unser intelligenter Körper helfend ausgleichen, indem er das Becken nach vorn kippt. Die übergeordneten Strukturen reagieren, die Lendenwirbelsäule geht ins Hohlkreuz. Schlechtestenfalls erwacht die bis dahin stumme Schaufensterkrankheit. Machen die Patienten eine Arthrosetherapie, haben sie auch in Sachen Spinalkanalstenose etwas davon. Immerhin! Ansonsten gilt wieder einmal: Vorbeugen ist besser als Nachsorgen. Sei nett zu deinem Rücken, damit deine Beine nicht schwach werden und der Schaufensterbummel wieder Spaß macht.

SCHMERZ-CHRONIFIZIERUNG: VERLASS DICH NICHT AUF „WIRD SCHON WIEDER"

„Herr Doktor, was von allein kommt, das geht auch von allein wieder weg!"
Diesen Spruch höre ich häufig, wenn ich meine Patienten frage, warum sie
sich viel zu lange herumgequält haben und nicht schon früher mit ihren
Schmerzen zum Arzt gegangen sind. Wir hoffen alle gerne auf ein Wunder,
sollten das aber nicht monatelang tun. Schmerz ist immer ein Alarmsignal
des Körpers. Der sendet die schlechte Botschaften ans Gehirn, damit wir
nachschauen, was in unserem System vielleicht gerade nicht optimal läuft.

Ich habe keine Zeit: Wir ignorieren die Warnsignale des Körpers allzu gerne

Ich weiß aus eigener Erfahrung, dass man diese Warnung gerne mal ignoriert.
Sätze wie „Ich habe keine Zeit, mich um meine Beschwerden zu kümmern"
sind mir früher auch rausgerutscht. Schmerzen? Das waren für mich meist
nur unwichtige Befindlichkeitsstörungen, die ich verdrängte, um hundertpro-
zentig zu funktionieren. Wird schon wieder, dachte ich und ging den Ursachen nicht auf den Grund.

   Ich rechnete ökonomisch: Krankengymnastik kostet inklusive Hinfahren,
Ausziehen, Behandeln, Anziehen und Zurückfahren fast eine Stunde. Ein
Vierundzwanzigstel meines Tages wäre abgeknipst. Zeit, die ich besser nutzen
konnte, wie ich fand. Allerdings nur bis zu meinem anfangs beschriebenen
Bandscheibenvorfall.

   Was auf den ersten Blick nicht erkennbar wird: Die Produktivität nimmt unter Schmerzen mit der Zeit ab. Es ist ein bisschen wie bei einem Auto, das du
regelmäßig nutzt. Es bringt dich auch mit leichten technischen Einschränkungen noch lange ans Ziel. Warum also Geld für die Werkstatt verschleudern,
solange die Karre läuft? Du weißt wahrscheinlich, dass das kein gutes Ende
nimmt, und legst schon mal Geld für einen neuen fahrbaren Untersatz
zurück, der an dem Tag hermuss, an dem gar nichts mehr geht oder der TÜV
euch scheidet.

Willst du für kostspielige Therapien sparen oder lieber gleich kostenlos vorbeugen?

Der kleine Unterschied: Ein neues Auto kannst du kaufen, einen neuen Rücken nicht. Solange der noch nicht verfügbar ist, musst du viel sparen, bis findige Ingenieure vielleicht die erste brauchbare Kunstwirbelsäule auf den Markt bringen. Da das eher unwahrscheinlich ist (du weißt ja inzwischen um die Komplexität des Rückens), kannst du dich zwischen zwei Dingen entscheiden: ein Sparkonto für aufwendige und kostspielige Therapien anlegen oder ab sofort kostenlos vorbeugen. Und damit sind wir wieder beim Thema Prävention. Vorbeugend handeln heißt auch frühzeitig handeln – und nicht erst, wenn der Schmerz schon monatelang da ist. Denn wenn du zu lange aufs Abwarten setzt, gehst du ein großes Risiko ein: die Chronifizierung des Schmerzes. Das heißt, dass aus akuten Beschwerden dauerhafte Schmerzen werden. Das Fiese daran: Gleichgültig, was passiert, das Schmerzgeschehen läuft vorweg, die Patienten und ihre Ärzte rennen hinterher. Das schmerzhafte Problem tritt in dieser Phase nämlich unabhängig vom Anlass auf und verschwindet nicht einfach wieder. Der Schmerz ist jetzt kein Warnsignal mehr, sondern ein letzter Hilferuf: Tu was! Es ist zwar kurz vor zwölf, aber noch nicht zu spät, um sofort eine effektive Behandlung einzuleiten. Ich kann mich noch sehr gut daran erinnern, als mein Schmerz anfing, chronisch zu werden. Die Schmerzqualität im Bein änderte sich; die Beschwerden waren plötzlich permanent da.

Als mein Schmerz drohte, chronisch zu werden, bekam ich richtig Angst

Mein Bandscheibenvorfall hatte mir schon große Sorgen bereitet, doch jetzt bekam ich es zum zweiten Mal richtig mit der Angst zu tun. Ich wusste, dass die Schmerzen mich jahrelang begleiten würden, wenn ich nicht sofort handele. Meine Panik war so groß, dass ich meine Spritzenangst von jetzt auf gleich überwinden musste und konnte, um auf die Schmerzverarbeitungsmechanismen meines Körpers zu reagieren. Die funktionieren nach einem ausgeklügelten System: Wenn sich der Rücken bei einer bestimmten Bewegung oder Körperhaltung mit Schmerzen meldet, vermeidet man automatisch jede Bewegung in die gefährliche Richtung. Dein Körper unterstützt dich dabei und spann all die Muskeln an, die dafür sorgen, dass der gereizte Rückenbereich möglichst starr und fest gehalten wird. Denn wenig bis gar keine Bewegung reduziert in der Regel den Schmerz. Die Betroffenen und ihr Arzt können diese sogenannte reflektorische Muskelspannung ertasten. Manchmal finden sich in der angespannten Muskulatur auch kleine Muskelknötchen, medizinisch Myogelosen. Deren Verteilung und das Ausmaß der Verspannungen können dem Arzt bereits Hinweise auf die Schmerzursache liefern.

Die Rezeptoren werden empfindlicher, der Schmerz gelangt schneller ins Hirn

Das zeigt einmal mehr, dass die körperliche Untersuchung ein Muss für den Arzt ist, denn weder Röntgen- noch MRT-Bild können diese Informationen liefern. Unser Körper reagiert zusätzlich, indem er die Schmerzwahrnehmungszellen, die sogenannten Schmerzrezeptoren, in dem betroffenen Rückenareal empfindlicher macht. Gleichzeitig steigert er die Bereitschaft der Nerven, den Schmerz vom Rücken zum Gehirn zu leiten. Dieser Mechanismus läuft permanent und muss möglichst frühzeitig unterbunden werden. Denn wenn die Schmerzimpulse kontinuierlich ins Hirn hämmern, führt dies zu neuen und für uns nachteiligen Nervenverschaltungen. Ich hatte Angst, vielleicht nie mehr schmerzfrei arbeiten zu können und meinen Sport einstellen zu müssen. So verknüpfte sich mein körperlicher Schmerz mit einem emotionalen Zentrum im Gehirn.

Im Nachhinein kann ich sagen: kein Wunder, dass mein Körper auf dem Höhepunkt meines Leidens schon wehtat, wenn ich nur an Bewegungen denken musste, die Schmerzen auslösen. Der Schmerz hatte sich verselbstständigt. Wer an dieser Stelle nicht richtig handelt oder vom Arzt nicht richtig beraten wird, läuft Gefahr, dass mehr oder weniger starke Rückenschmerzen für immer bleiben. Dann bist du an dem Punkt, an dem der Schmerz deinen Alltag bestimmt und dein Leben sich möglicherweise dramatisch verändert. Du bewegst dich anders, unternimmst weniger, verlierst vielleicht Freunde und Bekannte und nervst deine Familie. Eventuell gerät auch deine Beziehung in Gefahr oder du bekommst Probleme im Beruf. Der Schmerz macht dich mürbe und das schürt neue Schmerzen.

Wie soll das Messer des Chirurgen am Rücken neue Verschaltungen im Gehirn durchtrennen?

Wenn dir jetzt jemand eine Operation anbietet, um angeblich allem Leiden ein Ende zu bereiten, sagst du verständlicherweise viel schneller zu als am Anfang. Denn die Schmerzen haben dich möglicherweise inzwischen zermürbt. Oder du hast die Hoffnung auf Besserung verloren. Du bist bereit, dich unters Messer zu begeben, weil du das als eine letzte Chance siehst. Aber mal ehrlich: Wie soll das Chirurgenskalpell am Rücken die neu geknüpften Verschaltungen im Gehirn durchtrennen? Insbesondere dann, wenn der Schmerz keine strukturelle, sondern eine funktionelle Ursache hat? Es wundert mich nicht, dass viele Patienten eine Rückenoperation über sich ergehen lassen und danach immer noch an den gleichen Schmerzen leiden wie davor.

Für eine schwerwiegende Entscheidung solltest du dir eine Zweitmeinung holen

Deshalb auch hier noch einmal mein dringender Rat: Hol dir eine Zweitmeinung, bevor du dich unters Messer legst. Manche Patienten scheuen sich davor, weil sie befürchten, ihr Arzt könnte das als Misstrauen interpretieren und deshalb beleidigt sein. Doch davor solltest du keine Angst haben. Niemand ist unfehlbar. Es geht schließlich um eine schwerwiegende Entscheidung. Am besten klärst du vorher mit deiner Krankenkasse, welche Angebote sie in Sachen Zweitgutachten macht. Such dir dafür einen Mediziner, der mit konservativen Methoden arbeitet, also einen Facharzt für Orthopädie, der nicht selbst operiert. Mehr zum Thema Operationen am Rücken erfährst du ab Seite 186. Aber eines kann ich dir jetzt schon mit auf den Weg in die Rückenschmerzfreiheit geben: Auch wenn dir alles aussichtslos erscheint, musst du aktiv bleiben. Wenn du dich aufgibst, gibst du auch deinen Rücken auf. Du musst kämpfen und dabei auch mal neue Wege einschlagen.

Das müssen nicht gleich sportliche Leistungen sein; vielleicht helfen dir auch Entspannungstechniken oder psychologische Beratung, um die Wende zu schaffen. Du kannst dein persönliches Risiko für eine Chronifizierung des Schmerzes reduzieren, indem du frühzeitig zum Arzt gehst. Das muss nicht immer der Orthopäde sein, im Regelfall reicht zuerst der Hausarzt.

Vermeide Ärzte-Hopping, denn dabei geht eventuell viel wichtige Zeit ins Land

Nur wenn nach drei bis vier Wochen keine Besserung in Sicht ist, solltest du eine orthopädische Praxis aufsuchen. Eventuell stellt der Facharzt eine ganz andere Diagnose als der Hausarzt oder du selbst. Vermeide das sogenannte Ärzte-Hopping, bei dem du von einem Arzt zum nächsten hüpfst, bis du einen findest, der deine Meinung bestätigt. Denn dabei geht viel Zeit ins Land, in der die Chronifizierungsgefahr langsam, aber sicher zunimmt. Wenn du dann auch noch an einen ärztlichen Kollegen gerätst, der die womöglich falsche Diagnose unterstützt, damit du nicht enttäuscht bist und bei ihm bleibst, dann hat der Schmerz gar keine andere Wahl, als sich im Gehirn festzusetzen. Je mehr Ärzte du aufsuchst, desto höher wird das Risiko für eine Chronifizierung. Wie so oft im Leben liegt die Schuld meistens nicht bei den anderen, sondern du musst sie bei dir selbst suchen. Aktiv zu handeln, ist besser, als passiv behandelt zu werden.

OSTEOPOROSE: OH UND AUA BEIM GEFÄHRLICHEN KNOCHENSCHWUND

Osteoporose – die meisten haben den Begriff schon einmal gehört. Das ist doch dieser Knochenschwund im Alter, denkst du jetzt und liegst damit auch soweit richtig. Also lehnst du dich entspannt zurück und freust dich („Ich bin ja noch jung, das wird mich nicht so schnell treffen"). So lange das Alter (wann auch immer es aus deiner Sicht anfängt) per Definition noch weit weg ist, fühlst du dich relativ sicher. Das ist aber falsch. Schließlich beginnt der gefährliche Knochenschwund bei vielen Frauen bereits mit 35 Jahren.

Sobald das Wachstum abgeschlossen ist, baut der Körper Knochen auf und ab

Das bezeichnet man dann zwar noch nicht als Osteoporose, aber es ist der Anfang. Jedes Jahr verlieren wir 0,5 bis 1 Prozent unserer Knochenmasse. Bei Frauen fängt das hormonbedingt früher an, doch auch Männer bleiben nicht davon verschont. Bei ihnen beginnt der knöcherne Zerfall etwa ab dem 45. Lebensjahr und schreitet mit nur 0,5 Prozent jährlich langsamer voran.

Was die wenigsten wissen: Sobald das Wachstum abgeschlossen ist, baut der Körper permanent Knochen auf und ab. Unser Knochenstoffwechsel ist also ständig aktiv. Er verändert sich aber ungefähr in der Mitte des Lebens. Dann baut er die Knochensubstanz schneller ab als auf. Das merken wir zunächst nicht. Die Folgen spüren wir jedoch im fortgeschrittenen Alter. Bis dahin verläuft die Osteoporose stumm.

Während der Knochen im äußeren Begrenzungsbereich (Kortikalis) stabil bleibt, so dünnt er im Inneren der Wirbelkörper (Spongiosa) aus. Letztere besteht aus einem Netzwerk von kleinen Knochenbälkchen, den sogenannten Trabekeln. Je stärker der Abbau der Knochensubstanz voranschreitet, umso mehr reduzieren sich die Bruchfestigkeit und Tragfähigkeit der einzelnen Wirbelkörper. Die Folge: Selbst bei leichten Stürzen können Unterarm- und Oberschenkelknochen brechen. Ist die Osteoporose fortgeschritten, kann ein Wirbelkörper bereits brechen oder zusammensacken, wenn man Gegenstände hebt, die nicht sonderlich schwer sind. Der Arzt nennt das „sintern" und beschreibt es im Röntgenbild als Sinterungsfraktur.

Leider denken viele ältere Menschen bei Rückenschmerzen nicht sofort an einen osteoporosebedingten Bruch an der Wirbelsäule und gehen deshalb nicht zum Arzt. Sie vermuten, dass sie nur ganz normale Rückenschmerzen haben. Damit setzen sie sich einer weiteren Gefahr aus. Es muss nämlich nicht unbedingt zu einem Bruch kommen, damit sich der sogenannte Osteoporosebuckel bildet. Diese Verformung kann bereits dadurch entstehen, dass die Menge der stabilisierenden Knochenbälkchen nicht mehr ausreicht.

Wenn der Oberkörper schrumpft, erscheinen die Arme länger

Kürzlich stellte sich eine Patientin bei mir vor, bei der die Osteoporose schleichend verlief. Sie kam nicht, weil sie Rückenschmerzen hatte, sondern weil sie etwas aus ihrer Sicht Merkwürdiges an sich beobachtet hatte: „Meine Arme sind länger geworden", sagte sie. Das ist ein in der Orthopädie bekanntes Phänomen. Wenn der Oberkörper schrumpft, erscheinen die Arme länger, was sie natürlich nicht wirklich sind. Denn das Wachstum der Arme ist mit der Pubertät abgeschlossen.

Ich erklärte ihr das und machte sie höflich auf ihren Bauch aufmerksam. Natürlich kann und darf ein älterer Mensch ein kleines Bäuchlein mit sich führen, er sollte seine Gesundheit aber immer im Blick behalten und sich für Zusammenhänge interessieren. Denn hier ging es nicht in erster Linie um ungesundes Übergewicht, sondern um Hintergründe: Auf einen Buckel im Brustwirbelsäulenbereich reagiert die Lendenwirbelsäule, indem sie häufiger ein Hohlkreuz bildet. Das bleibt nicht ohne Folgen: Der Bauch drückt sich weiter nach vorn heraus.

Eine schwere Erkrankung, über die man nicht spaßen sollte

Achtung: Du solltest dich jetzt nicht dazu verleiten lassen, eine Osteoporose als Grund für einen Bauch zu nutzen. Auch wenn das als Umkehrschluss naheliegt, sei vorsichtig: Die Osteoporose ist eine schwere Erkrankung, über die man nicht spaßen sollte. Wer einmal einen osteoporosebedingten Bruch hat, erhöht das Risiko für weitere erheblich. Und wer sich im fortgeschrittenen Alter einen Oberschenkelbruch zuzieht, der ist in der ersten Zeit überwiegend bettlägerig. Das belastet die Atmung und das Herz-Kreislauf-System. Selbst wenn eine Operation gut gelingt, ist das Schlimmste noch nicht überstanden.

Geschenkidee für ältere Verwandte: Knochendichtemessung statt Klümpkes

Du siehst, dass auch bei der Osteoporose gilt: Vorbeugen ist besser als nachsorgen. Nicht umsonst tragen die gesetzlichen Krankenkassen für Frauen ab 70 und für Männer ab 80 Jahren die Kosten für eine Knochendichtemessung, auch DPX-Messung oder Osteodensitometrie genannt. Auch ich habe in meiner Praxis ein solches DPX-Messgerät, mit dem ich an bestimmten Tagen Knochendichtemessungen durchführe. Die Messung ist vollkommen schmerzfrei; ich lege sie jedem Patienten ans Herz, der die entsprechende Altersgrenze erreicht hat. Wenn jemand Osteoporose-Erkrankte in der Familie hat, empfehle ich den Check auch schon früher. Das muss der Patient dann zwar selbst bezahlen, er hat aber auch viel davon.

Denn wenn sich der Verdacht auf die Erkrankung bestätigt, kann man frühzeitig mit der medikamentösen Behandlung anfangen und Schlimmeres verhindern. Wenn du selbst noch jung bist, denk auch an deine älteren Verwandten und schenk ihnen lieber eine Knochendichtemessung zum Geburtstag als die bei uns im Revier übliche
Packung Zucker-Klümpkes.

Verschiedene Arten von Knochenschwund: primär, sekundär und altersbedingt

Der Vollständigkeit halber solltest du noch wissen, dass es verschiedene Arten von Osteoporose gibt: Die anfangs beschriebene primäre Osteoporose tritt am häufigsten beim weiblichen Geschlecht postmenopausal auf, also nach den Wechseljahren. Durch die Änderung des Hormonstoffwechsels kommt es in dieser Zeit zu einem rasanten Knochenabbau. Studien lassen vermuten, dass etwa die Hälfte aller Frauen ab dem 50. Lebensjahr davon betroffen sind.

Diese Zahl sollte zum Nachdenken anregen – insbesondere wenn die Wechseljahre schon sehr früh eingesetzt haben. Wer dann lieber 20 Jahre wartet, damit die Messung kostenfrei wird, büßt später wahrscheinlich mit hohem Verlust an Lebensqualität dafür. Die sekundäre Osteoporose wird von anderen Erkrankungen oder deren Behandlungen ausgelöst. So können ein Vitamin-D-Mangel oder regelmäßige Kortison-Einnahmen den Knochenabbau beschleunigen. Zu guter Letzt gibt es noch die Altersosteoporose. Die kann jeden ab dem 70. Lebensjahr erwischen. Ob früher oder später – das hängt von der genetischen Veranlagung ab.

Du kannst einiges tun, um deine Knochen lange stark zu halten

Nun wirst du dich fragen, was du tun kannst, um deine Knochen möglichst lange stark zu halten. Da gibt's zum Glück einiges: Trink nicht zu viel Alkohol und nicht zu viel Kaffee. Auch aufs Rauchen solltest du verzichten. Denn das sind erwiesenermaßen typische Osteoporose-Beschleuniger. Deine Ernährung spielt ebenfalls eine große Rolle (siehe Seite 192). Auch Untergewicht und Bewegungsmangel erhöhen das Risiko. Denn wenn du sehr leicht und dabei kaum aktiv bist, registrieren deine Knochen keine Belastung und bauen sich schneller ab. Sie sind schließlich – wie so vieles im Körper – aufs Energiesparen angelegt. Wenn sie das Gefühl haben, dass du sie nicht richtig brauchst, tun sie auch nichts für ihre Festigkeit.

Diese Erkenntnis darf dich aber nicht zu falschen Schlüssen verleiten. Mit der Idee „Ich habe extra ein bisschen Übergewicht, um meine Knochen zu belasten" kommst du bei mir und bei deinem Körper nicht durch. Im Zweifelsfall gilt: Sport ist besser als Übergewicht mit all seinen Folgen.

HILFE, ICH HABE MICH VERLEGT: DER EINGEKLEMMTE BOOTSFAHRERNERV

Es gibt Fotos von mir, auf denen sehe ich aus wie der alte Käp'n Iglo. Das ist gut, denn ich kann diese Ähnlichkeit zum Anlass nehmen, mich einmal im Jahr auf ein Schiff zu begeben. Natürlich nicht allein. Jeder Käp'n braucht eine Mannschaft. Also nehme ich meine Bootsfahrerkollegen Victor, Marce und Stefan mit, wenn ich mit einer gecharterten Motorjacht die Kanäle im niederländischen Friesland unsicher mache. Nein, nein, ich weiß, was du jetzt denkst, aber dieser Törn gehört nicht zu den typischen Männertouren, bei denen Alkohol im Strömen fließt und jede Party mitgenommen wird. Wir ziehen es vor, gemütlich durch die Kanäle zu schippern und uns als Kapitäne abzuwechseln, damit jeder mal seine Ruhe hat.

Wir sind keine Oligarchen und müssen auf bezogenem Schaumstoff schlafen

Selbst am Abend, wenn wir am Ufer gegrillt oder im Restaurant friesisch gegessen haben, ist mehr als ein Absacker nicht drin. Um Mitternacht geht das Licht aus. Wir sind keine russischen Oligarchen. Unser Schiff hat drei Doppelkabinen, bei denen das Wort „doppel" sich nicht auf die Größe bezieht, sondern nur dafür steht, dass es in einer Kabine zwei bezogene Schaumstoff-schichten als Matratzen gibt. Die Sitzecke im Salon wird nachts in ein Bett verwandelt. Der Absacker hilft uns, all das beim Einschlafen zu vergessen.

Zum Glück habe ich früher bei meinen Nachtdiensten im Krankenhaus ge-lernt, in kürzester Zeit einzuschlafen. Als ich 36-Stunden-Schichten schieben musste, zählte jede Minute Schlaf. Ich kann also schnell wegratzen, aber mein Schnarchen ist leider auch schnell da. Bei Campingurlauben versuche ich, meine Familie rechtzeitig zu warnen, was manchmal praktisch ist – zum Bei-spiel, um Kinder ins Bett zu kriegen. Einmal habe ich meinem Sohn ein Zeit-limit gesetzt. „Wenn du jetzt nicht einschläfst, hast du in zwei Minuten ein Problem." Am nächsten Tag ließ er mich wissen, dass er es unmöglich fin-det, einem zwischen Vorwarnung und Vollzug nur so wenig Zeit zu lassen.

Die Hälfte des Bootsfahrerteams kroch morgens mit Beschwerden aus den Kojen

Auf der Motorjacht hatten wir nicht nur mich, sondern mit Marce auch einen Schnarcher par excellence an Bord, dessen Schalldruck im ganzen Boot selbst Murmeltiere irritiert hätte. Wir versuchten, dem monotonen Sägen auszuweichen, und drehten uns hin und her. Kein Wunder, dass die Hälfte des Teams am nächsten Morgen mit Beschwerden im Bereich der Hals- und Brustwirbelsäule und in den Schulterblättern aus den Kojen kroch. Ich spreche dann gern vom eingeklemmten Bootsfahrernerv. Den kann man sich natürlich auch ohne Boot holen. Viele Patienten berichten mir in der Sprechstunde, dass sie morgens mit steifem Nacken oder Schmerzen zwischen den Schulterblättern aufgewacht sind. Auf meine Frage, was sie denn in der Nacht Wildes getrieben hätten, kommt meist eine kurze Antwort: nichts. Nur manchmal erfahre ich mehr. Aber das möchte ich an dieser Stelle nicht weiter ausführen.

Was kann in unserem Körper in der Nacht passieren, wenn sonst nichts passiert? Als Orthopäde weiß ich das natürlich. Es ist zur Blockade eines Wirbelkörpergelenks gekommen. Dabei handelt es sich um eine gestörte Gelenkfunktion, die zu eingeschränkter Beweglichkeit in einzelnen Anschnitten der Wirbelsäule und/oder in den Kreuzdarmbeingelenken führen kann. Zum Glück ist sie reversibel, kann also rückgängig gemacht werden.

Die Schmerzen können bis ins Gesäß und in den Oberschenkel ausstrahlen

Die Schmerzen treten an verschiedenen Stellen auf: Beim einen tut nur der Nacken weh, beim anderen kommt es zu ausstrahlenden Schmerzen in den Armen oder im Brustkorb. Viele Betroffene bekommen auch Atembeschwerden, sodass sie versuchen, möglichst flach zu atmen. Eine Blockade im Bereich des Iliosakralgelenks (ISG) verursacht Schmerzen direkt am ISG. Die Beschwerden können aber auch ins Gesäß, in die (seitlichen) Oberschenkel und in die Leiste ausstrahlen. In der Regel nehmen die Patienten eine Schonhaltung ein. Auf Röntgen- oder MRT-Bildern ist eine Blockade im Regelfall nicht zu erkennen. Sie führt jedoch beim Betroffenen zu druckschmerzhaften Muskelverspannungen, die der Arzt bei der Untersuchung ertasten kann.

Ein Absacker am Abend entspannt, aber die Wirkung lässt schnell nach

Die Ursache für diese Art von Blockaden sind ungewöhnliche Bewegungen oder das klassische Sich-Verlegen. Vielleicht hast du die Nacht auf einer schlechten Matratze in der Anti-Marce-Schnarch-Haltung verbracht und dadurch hat sich ein Facettengelenk in einem Bewegungsabschnitt verschoben. Dein Körper reagiert darauf mit Verspannung, die wiederum zu Beschwerden führt. Da der Absacker am Abend seine muskelentspannende Wirkung bis zum Morgen verloren hat, klagt immer mindestens einer meiner Mitfahrer beim Frühstück über diese Beschwerden. Also richte ich im Bugbereich unseres Schiffs ein minimalistisches Behandlungszentrum ein, in dem ich die Blockaden meiner Truppe mit chirotherapeutischen Eingriffen löse. An der Halswirbelsäule klappt das im Sitzen; im Brustwirbelbereich sogar manchmal noch im Stehen. Für alles andere muss der Patient sich hinlegen und ich stehe oder knie neben ihm.

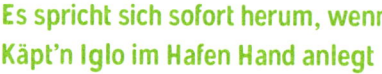

Es spricht sich sofort herum, wenn Käpt'n Iglo im Hafen Hand anlegt

So eine kleine chirotherapeutische Schiffsarztpraxis im Hafen des niederländischen Städtchens Lemmer bleibt natürlich nicht lange unbemerkt. Es spricht sich wohl schnell herum, wenn Käpt'n Iglo im Rahmen seiner Möglichkeiten Hand anlegt. Und so haben wir nach dem Frühstück gerne mal Besucher aus den Nachbarbooten an Bord, die etwas bedröppelt aus der Wäsche gucken, weil sie sich nachts verlegt haben. Ich tue in solchen Fällen, was ich kann, will es aber auch nicht übertreiben. Bevor sich Warteschlangen bilden, legen wir lieber schnell wieder ab. Denn erstens bin ich ja im Urlaub und zweitens ist so ein Eingriff nicht ganz ohne.

Das Einrenken birgt Gefahren (siehe auch Seite 174). Man kann tatsächlich „etwas" kaputt machen. Auch wenn es schön einfach klingt, mit einem gezielten Griff schmerzfrei zu werden, ist das nicht immer möglich. Auf der sicheren Seite bist du nur mit Geduld. Viele Blockaden lösen sich spontan von selbst; es muss also nicht immer sofort eingerenkt werden. Wenn die symptomatische Behandlung mit Schmerzmitteln und Injektionen kurzfristig nicht hilft, solltest du dir einen Arzt mit der Zusatzbezeichnung Chirotherapie/ manuelle Therapie suchen. Denn erfahrungsgemäß kommt es zu einer voranschreitenden Muskelverspannung im betroffenen Bereich, die sich ausdehnt und zu weiteren Einschränkungen in benachbarten Bewegungssegmenten führen kann.

Ist die Blockade weg, empfehle ich muskelentspannende Therapien und bitte meine Patienten, in sieben bis zehn Tagen wiederzukommen. Denn manchmal kehren die Probleme zurück, weil die Muskulatur noch angespannt ist. Meist wird es langfristig besser, wenn der Chiropraktiker noch einmal einrenkt. Mehr zum Thema Chirotherapie findest du auf Seite 174.

Stabile Gelenke und starke Muskeln verhindern eingeklemmte Nerven

Hier halten wir auf jeden Fall mal eines fest: Bei einem (umgangssprachlich) eingeklemmten Nerv wird der Nerv nicht wirklich eingeklemmt, also nicht durch Druck geärgert, sondern das Nervengeflecht im Bereich der Gelenkkapsel wird durch eine Fehlstellung gereizt. Das musst du als Patient nicht unbedingt wissen und es lindert deine Schmerzen auch nicht, aber vielleicht möchtest du es in geselliger Runde mal zum Besten geben, um mit Insiderwissen zu glänzen.

Viel wichtiger ist für dich die Frage: Wie kann ich verhindern, dass ich mich aus- beziehungsweise verrenke? Meine Antwort: Sorge für stabile Gelenke. Trainiere also deine Muskeln. Mittlerweile glauben mir das sogar einige meiner Bootsfahrerkumpels. Ich hoffe, es fruchtet auch bei dir.

FIT MIT DEM SCHWINGSTAB: SO STÄRKST DU MUSKELN, DIE DU SONST NICHT ERREICHST

Per Swingstick versetzt du deinen Körper in Vibrationen und forderst dabei den gesamten Bewegungsapparat, um Verspannungen im Nacken und in den Schultern zu lösen.

Ob Swingstick, Flexibar oder Vibrationsstab – du hast diese bunten Bögen mit den klangvollen Namen bestimmt schon mal gesehen. In Fitnessstudios, Physiopraxen, am Strand oder auch bei Sportlern und Schmerzgeplagtem im Wohnzimmer sind sie mittlerweile weitverbreitet. Die tollen Tools bestehen aus einem biegsamen Glasfaser-Kunststoff-Gemisch, sind etwa eineinhalb Meter lang, wiegen um die 700 Gramm und stimulieren tief liegende Muskelbereiche, an die du sonst gar nicht herankommst.

Der Trick dabei: Du versetzt deinen Körper in Vibrationen; dein gesamter Bewegungsapparat versucht, diese Schwingungen auszugleichen, und geht dafür deutlich tiefer in die Muskulatur hinein, als er es bei anderen Trainingsarten tun würde. Du musst dich gar nicht bewusst darauf konzentrieren, denn so ein Flexibar ruft unwillkürliche Anspannung hervor.

Locker schwingen, aber nicht mitwackeln

Die Stäbe haben in der Mitte einen breiten Griff, an dem du sie rauf, runter, vor und zurück schwingen kannst. Bestenfalls schaffst du die Flexibar-Übungen, indem du den Stab locker in der Hand hältst, ihn eifrig vibrieren lässt, dich selbst aber nicht bewegst, also nicht mitwackelst.

Du kannst damit Verspannungen im Nacken- und Schulterbereich lösen, deinen Rücken stärken und von weiteren willkommenen Nebenwirkungen profitieren. Denn du verbesserst beim Schwingen auch deine Ausdauer, deine Koordinationsfähigkeit, deine Haltung und deinen Stoffwechsel.

1. BRUSTKORBÖFFNER

Stell dich mit gegrätschten Beinen hin. Nimm die Arme auf Schulterhöhe, den Stab in eine Hand und lass ihn 30 bis 60 Sekunden lang nach innen und außen schwingen, um deinen Brustkorb zu öffnen. Dann wechselst du die Seite und machst das Gleiche mit dem anderen Arm.

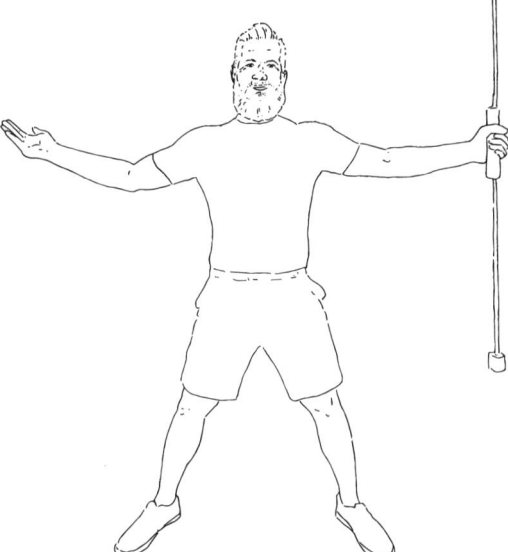

2. SCHMETTERLING

Halte den Stab mit beiden Händen auf Brusthöhe locker vorm Körper und bewege ihn minimal abwechselnd schnell vor und zurück. Halte 30 bis 60 Sekunden durch.

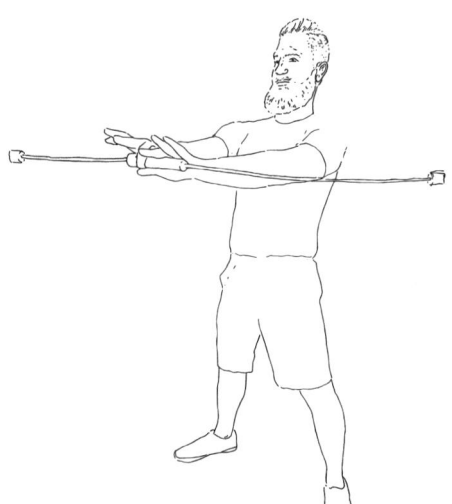

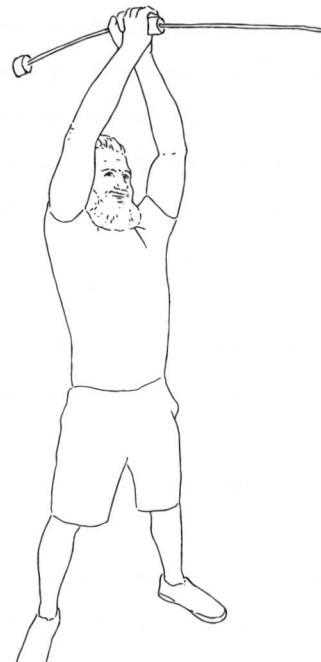

3. WIRBELSÄULENSTRECKER

Im leichten Grätschstand verschränkst du die Finger am Griff des Schwing-stabs und hebst ihn mit gestreckten Armen über den Kopf. In dieser Position lässt du den Stab 30 bis 60 Sekunden nach oben und unten schwingen.

4. VERSPANNUNGSLÖSER

Mach einen leichten Ausfallschritt mit dem rechten Bein nach vorn. Die hintere Ferse hebst du dabei an. Nun schwingst du den Flexibar mit der lin-ken Hand parallel zum Oberschenkel 30 bis 60 Sekunden auf und ab, dann machst du das Gleiche mit der rechten Hand und dem linken Bein vorn.

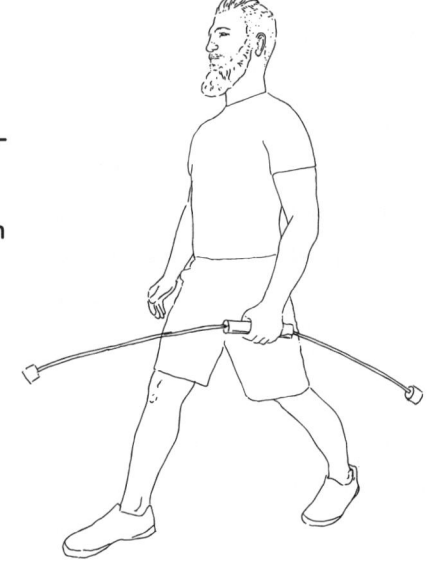

5. AUSWÄRTSDREHUNG DER HAND

Gehe zuerst mit dem rechten Bein einen Schritt nach vorn. Die linke Ferse hebt vom Boden ab. Nun greifst du den Schwingstab so, dass deine Daumen nach oben zeigen. Lass den Stab zu dir hin und von dir weg locker aus dem Handgelenk schwingen. Dann nimmst du das andere Bein nach vorn. Jede Seite 30 bis 60 Sekunden.

6. SCHWINGEN VORM KÖRPER

Diese Übung beginnt im Grätschstand. Du hältst den Flexibar mit beiden Händen senkrecht vorm Körper und schwingst ihn 30 bis 60 Sekunden lang nach rechts und links.

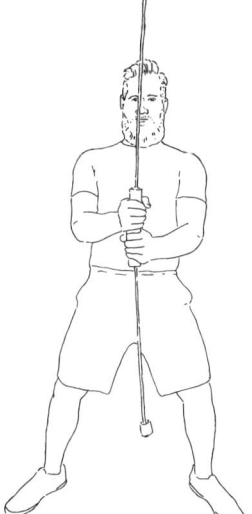

7. UNTEREN RÜCKEN FLEXEN

Streck deine Arme nach vorn und leg sie mit eingezogenem Bauch und Kinn schulterbreit auf den Boden ab. Dann bewegst du den Brustkorb nach unten, bis du die Dehnung in der Schulteraußenseite spürst. 15 Sekunden lang mit gestreckten Armen vor und zurück schwingen.

ZAUBER-
MITTEL
BEWEGUNG

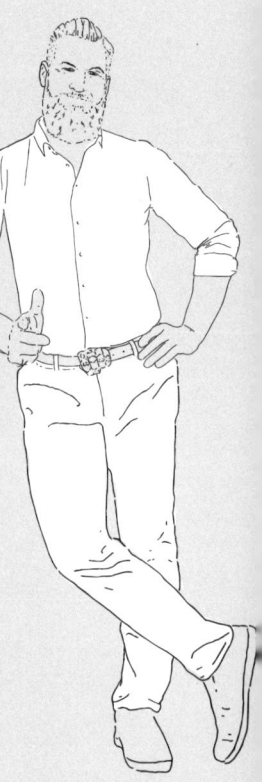

Stabile Gelenke, feste Knochen, starke Muskeln – es gibt nichts Besseres für den Rücken als einen gut trainierten Körper. Ob im Alltag oder beim Sport, du musst dich gezielt und wohldosiert bewegen. Denn zu viel kann die Wirbelsäule ebenso ärgern wie zu wenig. Rücken-freundliche Bewegung beginnt schon morgens beim Aufstehen.

BEWEGUNG IM DIGITALEN ZEITALTER: DU MUSST DICH AUFRAFFEN

Inzwischen kann ich meinen Patienten aus eigener Erfahrung sagen, dass der Weg aus dem Schmerz oft beschwerlich und langwierig ist und ebenso viel Motivation wie Optimismus erfordert. Man darf kein Wunder erwarten, sondern muss sich sein Wunder erarbeiten. Verlass dich nicht nur auf deinen Therapeuten. Gib die Verantwortung für deinen Körper nicht gänzlich in andere Hände. Rückenschmerz zu bekämpfen, das heißt, selbst aktiv zu werden. Du darfst dich nicht entmutigen lassen, wenn die Etappensiege ausbleiben. Betrachte dich und deinen Arzt als Team und erwarte nicht, dass der Arzt dich gesund zaubert. Wir Orthopäden operieren gut und gerne, aber du willst dich doch bestimmt nicht operieren lassen, oder? Deshalb führt kein Weg an Bewegung vorbei.

Was nützt dir das beste Buch über Rückenschmerzen, wenn du nicht motiviert bist, dein Verhalten zu ändern? Ein Buch mit Tipps gegen Rücken zu kaufen und vielleicht auch zu lesen, ist hilfreich (das gilt vor allem für das, was du gerade in den Händen hältst), schützt aber nicht vorm Anwenden. Ich hoffe, meine Geschichte hat dir gezeigt, wie viele körperliche und seelische Ursachen Rückenschmerzen haben können. Du weißt nun, dass bereits minimale Bewegungen zu größten Schmerzen führen können. Ich muss selbstkritisch eingestehen, dass ich meine Katastrophe hätte vermeiden können. Aber leider denken viele (mich eingeschlossen) nicht zum richtigen Zeitpunkt an die richtigen Strategien.

Zu wenig Sport – im Erfinden von Ausreden sind alle sehr gut

Der Mensch hat sich in der Evolution nur weiterentwickelt, weil er sich bewegt hat. Und wie sieht unsere Gesellschaft heute aus? Sie ist träge. Das gilt natürlich nicht für jeden, aber für zu viele. Im Erfinden von Gründen sind wir alle gut. Die einen klagen, dass sie ja schon im Beruf körperlich aktiv sind. Oder dass der Beruf ihnen genau dafür keine Zeit lässt. Statt selbst zu schwitzen, kaufen wir lieber vermeintlich nützliche Gimmicks, die den Körper fit halten sollen, ohne dass man dabei aktiv wird. Als Erstes fällt mir da immer die altbekannte Rüttelplatte ein. Man stellt sich drauf, hält sich fest – und wie aus dem Nichts sollen die Muskeln sich selbst trainieren.

Vielleicht kennst du auch das Muskelfunktions-T-Shirt? Das ist angeblich so gewebt, dass es die Rückenmuskulatur aktiviert und du von allein schön gerade stehst. In dem Moment, in dem du reinschlüpfst, hast du schon ansehnliche Muckis. Mittlerweile gibt's auch eine Art Rucksackverband, der dich aufrichten soll und laut Werbeversprechen Nackenschmerzen lindert. Du kannst dir auch eine spezielle Vorrichtung kaufen, in die du deinen Nacken hängst, um die gestressten Muskeln zu dehnen.

Faulheit ist verständlich: Die Evolution hat uns als Energiesparer angelegt

Na, fällt dir was auf? All das sind Maßnahmen, bei denen du im Regelfall nicht mehr tun musst, als zu bezahlen. Anschließend übernehmen T-Shirt und Co. dein körperliches Training.

Ich lache mich jedes mal schlapp, wenn mir auf Instagram oder Facebook derartige „nützliche" Trainingsgeräte angezeigt werden – und ich frage mich, wie man denn auf so was hereinfallen kann. Glauben die Leute wirklich, dass ein Webstoff oder ein Igelball das Muskelwachstum fördert?

Wahrscheinlich nicht. Aber wir wollen uns wohl gerne betuppen lassen, weil wir es gewohnt sind, mit möglichst wenig Energie ans Ziel zu kommen. Das ist einerseits verständlich. Die Evolution hat uns schließlich als Energiesparer angelegt. Warum unnötig Ressourcen verbrauchen? Was einst für die Jäger und Sammler tatsächlich sinnvoll war, bricht uns heute sprichwörtlich das Kreuz.

Zum einen können wir jederzeit auf alle möglichen Energiequellen zurückgreifen. Besonders günstig zum Beispiel auf Chips und Süßigkeiten, die zwar nicht sättigen, aber schmecken. Zum anderen werden wir immer bequemer. Daran hat die zunehmende Digitalisierung sicher ihren Anteil. Das fängt mittlerweile ja schon im Kleinkindalter an. Menschlein, die noch nicht einmal laufen können, werden im Kinderwagen mit Tablet oder Handy ruhiggestellt und halten dabei ihr Köpfchen an der noch nicht ausgereiften Halswirbelsäule wie die Bürofachkraft vorm PC. Jugendliche treffen sich virtuell in sogenannten Squads bei Onlinespielen. E-Sport ersetzt den Vereinssport. Mir gefielen die Zeiten, in denen Kinder und Jugendliche Fußball spielten, eindeutig besser. Denn nun sehe ich immer mehr Bewegungs-Honks, die stundenlang auf ihren Gaming-Chairs so sitzen, dass der Oberkörper wie ein nach vorn offener Bogen am Tisch hockt. Zuerst macht das keine Beschwerden; später führt's direkt in meine Praxis.

Zum Glück habe ich ein Programm für zwischendurch auf Lager, mit dem ich Gamern und Bildschirmarbeitern helfen kann (siehe Seite 110). Denn auch im digitalen Zeitalter muss Bewegung das A und O in unserem Leben sein. Wenn dein Zeitmanagement dir keinen Platz für ein großes Sport- und Bewegungsprogramm lässt, dann mach wenigstens ein komprimiertes, aber effektives Bewegungsprogramm wie dieses. Denn wenig ist immer noch mehr als gar nichts. Ich empfehle es grundsätzlich fürs Arbeiten am PC in regelmäßigen Abständen.

Die Jugendlichen schwingen sich mit Herrentäschchen auf den E-Roller

Außerdem rate ich zur Rückbesinnung. Analoger Sport hilft. Ich kannte in diesem Alter keine Rückenschmerzen. Man kann auch zu Verabredungen mal zu Fuß gehen oder sich das Rad schnappen. Was haben wir in jungen Jahren die Stadt Dortmund mit unseren Rädern unsicher gemacht. Es gab kaum eine Ecke, die wir nicht auf Drahteseln erreichten. Und die Jugendlichen heute? Schwingen sich das Herrentäschchen elegant und männlich um den Oberkörper und suchen mittels App nach E-Rollern, die sie für einen Euro pro Kilometer zu ihren Freunden tragen. Mit der altbekannten Bein-Abstoß-Technik einen analogen Roller in Gang setzen? Uncool mit Schwitzgefahr!

Wo kommen wir bloß hin(gefahren), wenn wir uns nicht mehr eigenständig per pedes fortbewegen? Auf jeden Fall nicht zu einem kräftigen Körper. E-Mobilität ist chick. Auch für immer mehr Menschen mittleren Alters.

Denn nur so kann ich mir erklären, dass offenbar alle Welt sich mittlerweile ein E-Bike zulegt. Wenn du über die Anschaffung eines elektrisch betriebenen Untersatzes nachdenkst, solltest du dir gut überlegen, für welche Strecken du tatsächlich einen E-Drahtesel brauchst. Wohnst du zum Beispiel in den Bergen und bist aufs Auto angewiesen, um jeden Tag zur Arbeit zu kommen, kann die Investition sich für deine Gesundheit lohnen – vorausgesetzt, du steigst dann auch wirklich aufs Bike und lässt dein Auto stehen. So bewegst du dich ein bisschen, bewahrst die Umwelt vor Abgasen und bist an der frischen Luft. Vielleicht möchtest du auf ebenen Wegen Energie sparen und trampelst selbst. Auch das ist schon ein Gewinn. Kritisch wird es nur, wenn du bisher selbst geradelt bist und dann auf E-Betrieb umsteigst, damit du dich weniger bewegen und weniger anstrengen musst.

Ich radele auf die 50 zu und freue mich, dass mein Körper noch mein einziger Motor ist

Natürlich lassen irgendwann die Kräfte nach und es fällt einem schwerer, mit eigener Muskelkraft weiterzukommen. Aber muss das schon mit Anfang 40 passieren? Ich radele jetzt auf die 50 zu und freue mich, wenn mein Körper immer noch mein einziger Motor ist. Der ganze E-Fortschritt ist für unseren Bewegungsapparat in den meisten Fällen ein Rückschritt und mitverantwortlich für Rückenschmerzen – und nicht nur dafür. Als Unfallchirurg musste ich inzwischen mehrfach Patienten nach E-Roller-Unfällen behandeln. Ich finde es fahrlässig, dass bereits Kinder ab 14 Jahren ohne Helm einen derartigen Roller auf einer öffentlichen Straße steuern dürfen.

STUNDENLANG AM BILDSCHIRM: SO ENTSTEHT DER GAMER-BUCKEL

Vielleicht kennst du einen Gamer oder lebst sogar mit ihm zusammen? Ich weiß, wovon ich rede, denn ich habe einen im Haus. Er ist 14 Jahre jung, männlich und hat während Corona seine Skills beim Gamen so weit verbessert, dass er damit manchmal sogar Geld verdient. „Hey, das ist doch super", denkst du und ärgerst dich möglicherweise, weil dein Teenie beim Zocken immer nur Geld ausgibt. Leider hat der Spaß seinen Preis. Der Junge riskiert seine Gesundheit – und das als Sohn eines Orthopäden. Ich hätte mir gewünscht, er wäre beim Fußball geblieben. Denn anders als ich ist er ein Talent am Ball, hat dabei seinen ganzen Körper trainiert, während er jetzt nur noch an der Auge-Hand-Koordination arbeitet.

Ein Teenager hat Rücken und ziemlichen Ärger mit seinem Vater

Wie alle richtigen Gamer brauchte Max eines Tages einen Gaming-Chair. Das ist nicht nur ein futuristisch aussehender cooler Bürostuhl, sondern auch ein Statussymbol, das Spieler offenbar automatisch auf ein höheres Level katapultiert. Leider habe ausgerechnet ich ihm dieses Teil geschenkt, obwohl es keine nennenswerte Ergonomie hat. Es war ein schönes Vater-Sohn-Projekt. Gemeinsam aufbauen, spielen und sich über Erfolge freuen – bis ich feststellte, dass er statt Fußball zu spielen nur noch gamte. Stundenlang. Nach ein paar Monaten hatte er einen Rücken wie ein Schreibtischtäter nach vielen Jahren. Die Schultern bogenförmig nach vorn, der Brustkorb leicht nach innen und eine sogenannte Brustkyphose, umgangssprachlich: Dem Kinxd war ein Buckel gewachsen. Obwohl er nie über Schmerzen klagte, hatte mein Sohn plötzlich Rücken und Ärger mit seinem Vater.

Ich Schussel hatte übersehen, dass mein eigenes Kind dabei war, sich konsequent ein späteres Leiden zu erarbeiten. Nun hören Halbwüchsige bekanntlich lieber auf ihre eigenen Gurus aus dem Internet als auf ihre Eltern. Es wurde also ein langer Kampf, um zu verhindern, dass der Sohnemann mit einem

Gamer-Buckel durch die Straßen läuft. Die Phase bereitete uns beiden keine besondere Freude. Ich erntete ein müdes Lächeln, wenn ich vorsichtig nach der Qualifikation seiner selbst ernannten Fitness-Influencer fragen wollte, und musste erschrocken zur Kenntnis nehmen, dass Dads lange Ausbildung nichts zählt im Vergleich zu den teils abstrusen und gesundheitsgefährdenden Theorien seiner Vorbilder.

Aber mal ehrlich: Sind wir Erwachsenen anders? Nein. Ich stelle fest, dass immer mehr Patienten aller Altersstufen sich vermeintlich kompetenten Rat von selbst ernannten Bewegungsspezialisten im Internet holen. Es spricht natürlich nichts dagegen, wenn du dich über deine Krankheit informieren möchtest. Aber das solltest du nur auf seriösen Seiten tun und dir dann bei echten Fachleuten Rat holen.

Kinder sollten nicht nur E-Sport, sondern auch echten Sport betreiben

Der Rat an meinen Sohn: Mach regelmäßig Work-outs (wie zum Beispiel mein Büro-Work-out auf Seite 112). Verändere deine Haltung beim Gamen. Sitz gerade wie ein Rennfahrer. Aufrecht und konzentriert, um jederzeit schnell handeln zu können. Natürlich war Max anfangs alles andere als begeistert, aber er sträubte sich immerhin nicht. Die ersehnte Wende kam erst, als er merkte, dass man mit starken Muskeln und in aufrechter Haltung auch besser spielt. Für einen Gamer ist das das Höchste. Da ist ihm jedes Mittel recht. Ich ärgerte mich, dass ich ihn nicht früher damit geködert hatte. Denn das hätte uns viele Diskussionen erspart. Aber im Nachhinein muss ich sagen: Wahrscheinlich war es ganz gut, denn er hätte es mir sowieso nicht geglaubt. Ich bin ja nur sein Vater. Wenn du noch mehr erreichen willst, mein Tipp: Sorge dafür, dass dein Kind neben dem E-Sport auch noch echten analogen Sport betreibt.

DAMIT ES NOCH LÄNGER GUT GEHT: ÜBUNGEN FÜR MENSCHEN MIT BÜRO-NACKEN

Wenn du zur Gattung der Gamer gehörst oder berufsbedingt viel am PC sitzen musst, brauchst du nicht nur akute Rettungsmaßnahmen, sondern solltest auch vorbeugend etwas für deinen Nacken und deine Schultern tun. Ein Theraband hilft dabei.

1. FLEXEN DER BRUST- UND SCHULTERMUSKELN

Binde das Theraband an einer Türklinke fest und greife die Enden mit beiden Händen hinterm Rücken. Die Arme sind dabei gestreckt. Nun neigst du den Körper leicht nach vorn und hältst die Dehnung dann 3-mal 30 bis 45 Sekunden.

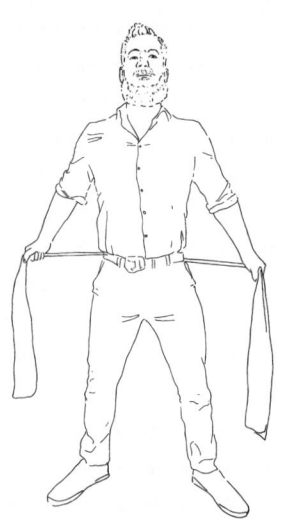

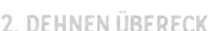

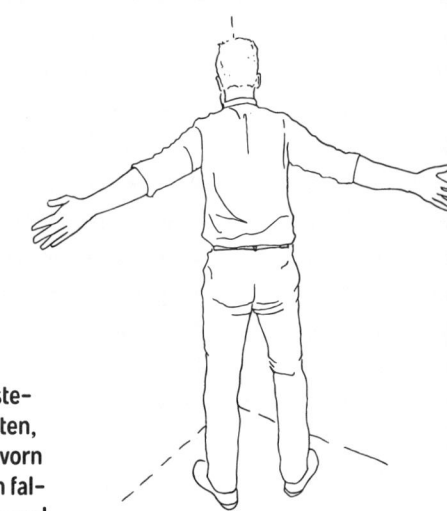

2. DEHNEN ÜBERECK

Für diese Übung musst du in der Ecke stehen, die Arme auf Schulterhöhe ausbreiten, dich mit den Füßen immer weiter nach vorn schieben und den Oberkörper nach vorn fallen lassen. Dehn dich auf diese Weise 3-mal 30 bis 45 Sekunden.

3. KRÄFTIGUNG DER RÜCKSEITE

Um die obere Rücken- und die hintere Schultermuskulatur zu stärken, fasst du dein Theraband mit beiden Händen an und ziehst es mit gestreckten Armen hinter den Körper. Du bleibst dabei kerzengerade (3 Sätze mit jeweils 15 Wiederholungen).

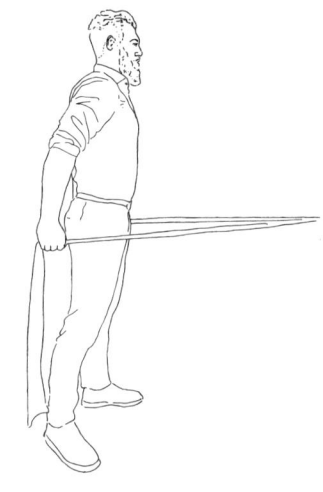

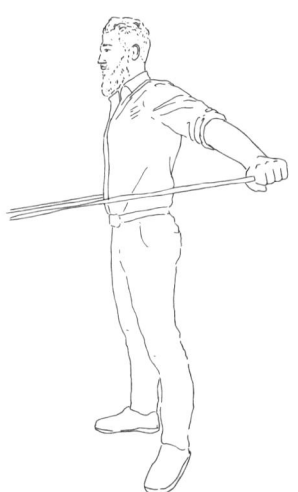

4. HÄNDE SEITLICH HOCH

Für diese Übung hältst du das Band fest gespannt schräg hinterm Rücken und hebst die Hände aus dieser Position heraus seitlich so hoch, dass die gestreckten Arme einen 45-Grad-Winkel bilden. Jetzt ziehst du die Arme nach hinten; der Körper bleibt gerade (3 Sätze mit jeweils 15 Wiederholungen).

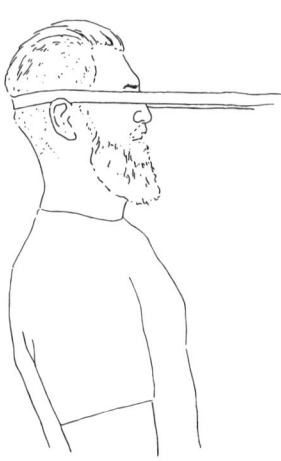

5. KRÄFTIGUNG DER KURZEN HALS-MUSKULATUR

Spann dein Theraband um den Hinterkopf. Nun machst du Minibewegungen mit dem Kopf nach hinten (wie eine Taube beim Laufen). Halte den Kopf dabei senkrecht, also weder nach vorn noch nach hinten neigen (3 Durchgänge mit 15 Wiederholungen).

MEIN TRAINING FÜR SCHREIBTISCH-TÄTER UND ANDERE VIELSITZER

Wer lange vorm Computer, am Steuer oder anderswo sitzen muss, leidet oft unter Rückenschmerzen. Mit diesen Übungen für sitzende Berufe kannst du einseitige Belastungen ausgleichen.

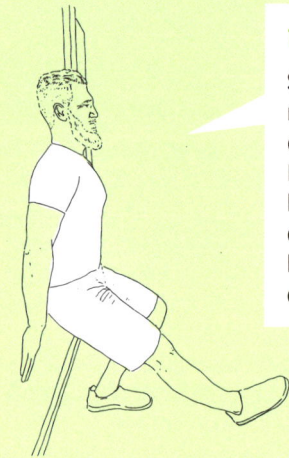

1. HINTEREN OBERSCHENKEL FLEXEN

Stell dich mit dem Rücken zur Wand, gehe mit dem linken Bein in die Hocke, während du das rechte Bein streckst. Gleite mit dem Rücken an der Wand herunter, indem du das linke Bein weiter beugst. Nun spürst du, wie die Spannung an der Oberschenkelrückseite links zunimmt. Halte 30 bis 45 Sekunden durch. Seitenwechsel.

2. HÜFTBEUGER AUFDEHNEN

Gehe in den Kniestand wie auf dem Bild. Dabei verlagerst du dein Gewicht langsam nach vorn und schiebst das Becken nach vorn unten, sodass das Hüftgelenk gestreckt wird. Damit du nicht ins Hohlkreuz ausweichst, ziehst du den Bauchnabel ein. 10 bis 15 Sekunden halten. Seitenwechsel.

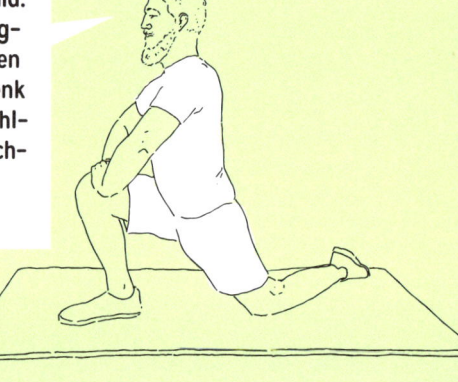

3. IM SITZEN DEHNEN

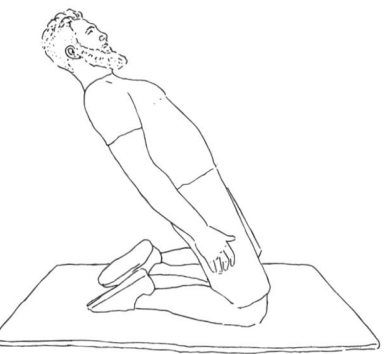

Setz dich auf den Boden. Strecke im Sitzen das linke Bein und fasse das linke Knie mit beiden Händen an. Die rechte Fußsohle berührt die Oberschenkelinnenseite links. Neige deinen Oberkörper nach vorn und versuche, so weit wie möglich Richtung Fußspitze zu kommen. 10 bis 15 Sekunden halten. Seitenwechsel.

4. HÜFTGELENKE DEHNEN

Knie dich auf den Boden und verlagere deinen Oberkörper mit gestrecktem Rücken langsam nach hinten, bis du die Dehnung im vorderen Hüft-Leisten-Bereich spürst. Wenn du das Gleichgewicht nicht halten kannst, stützt du dich auf einem Hocker ab. 15 Sekunden halten.

5. UNTEREN RÜCKEN FLEXEN

Strecke deine Arme nach vorn und lege sie mit eingezogenem Bauch und Kinn schulterbreit auf den Boden ab. Dann bewegst du den Brustkorb nach unten, bis du die Dehnung in der Schulteraußenseite spürst. 15 Sekunden halten.

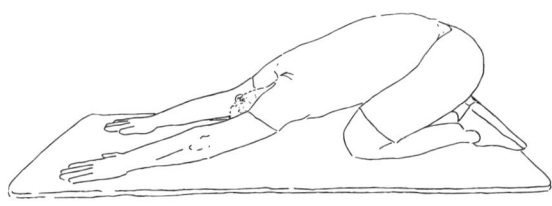

WUNDERWERK RÜCKEN: WARUM DIE WIRBELSÄULE GENIAL ANGELEGT IST

Unser Körper ist von der Natur wunderbar durchdacht. Wenn Mutter Natur eines Tages vor meiner Tür stände, um sich zu erkundigen, ob ich als Orthopäde Verbesserungsvorschläge für den menschlichen Bewegungsapparat hätte, würde mir nicht viel einfallen. Denn Rücken und Co. sind im Zusammenspiel aus Knochen und Muskeln echte Wunderwerke. Leider vergessen wir das allzu oft und lassen den Rücken allein, statt ihn zu unterstützen. Auch ein anderes Fundament vernachlässigen wir gerne, nämlich unsere Füße. Jeder Wolkenkratzer würde einstürzen, wenn er kein stabiles und zugleich dynamisches Fundament hätte. Anders als bei Gebäuden ist das Fundament des Menschen nicht im Boden verankert, sondern steht darauf – und zwar nackt oder in Schuhen. Mehr Halt gibt es nicht.

Jede Veränderung im Unterkörper hat Einfluss auf die Stellung der Wirbelsäule

Über Unter- und Oberschenkel sind die Füße mit dem Beckengürtel verbunden, auf dem die Wirbelsäule thront. Somit hat jede Veränderung am Unterkörper auch einen entscheidenden Einfluss auf die Stellung der Wirbelsäule. Wenn man zum Beispiel einen Fuß nach innen abknickt oder ein Unterschenkel nur einen halben Zentimeter kürzer ist als der andere, überträgt sich das auf alle übergeordneten Strukturen. Das Becken neigt sich auf der verkürzten Seite nach unten, die Lendenwirbelsäule verbiegt sich kompensatorisch zur Gegenseite. Brust- und Halswirbelsäule versuchen, diesen Schiefstand auszugleichen, damit die Schultern wieder annähernd auf der gleichen Höhe stehen.

Knochen und Muskeln werden dabei aus der optimalen Stellung, die die Natur ihnen eigentlich zugewiesen hat, herausgerissen. Zug und Spannung müssen sich neu anpassen. Da wird schnell klar, dass es an jeder anderen Stelle des Körpers wehtun kann. Das trifft leider am häufigsten den Rücken. Der wird nicht nur von abgeknickten Füßen beeinträchtigt. Auch von anderer Seite droht Gefahr. Zum Beispiel können Kieferprobleme zu Rückenschmerzen führen. Bei der sogenannten Craniomandibulären Dysfunktion (auch als CMD bekannt) kommt es durch einen suboptimalen Ablauf bei der Unterkieferbewegung zu schmerzhaften Muskelverspannungen. Die untergeordneten Abschnitte versuchen dann, die Veränderungen über die Halswirbelsäule zu kompensieren.

Rechtfertigung für Bier über den Durst: Zum richtigen Mann gehört ein Bauch

Das hört sich jetzt recht kompliziert an. Ich nehme mal ein einfacheres Beispiel aus meiner täglichen Praxisarbeit. Bei uns im Pott haben viele Menschen die durchaus unterhaltsame Angewohnheit, ihren Bierbauch mit Dingen zu erklären, an denen sie natürlich völlig unschuldig sind. Meine Heimatstadt Dortmund zum Beispiel ist schon lange nicht mehr Europas Bierstadt Nummer eins, muss aber immer noch dafür herhalten, dass der Revierler sich das eine oder andere leckere Hopfengetränk zu viel einverleibt („Dat Schönste am Wein is dat Pilsken danach") – nur weil er gerade in Dortmund ist. Dass sich daraus gerne mal eine klitzekleine oder etwas größere Pocke (für Nicht-Ruhris: Bierbauch) entwickelt, hat nicht nur lokale Gründe. Vor allem die Herren der Schöpfung erklären mir dann mit Unschuldsmiene: „Zum richtigen Mann gehört ein Bauch."

115

Kleine Enttäuschung für Frauen: Auch die Oberweite kann dem Rücken wehtun

Leider sieht Mutter Natur das anders. Sie hat das Übermaß in der Körpermitte nicht unbedingt in diesem Umfang eingeplant, möchte aber wie immer kompensierend darauf reagieren. Kleiner Hinweis am Rande: Falls du eine Frau bist und jetzt denkst: „Gut, dass ich kein Mann bin", muss ich dich ein wenig enttäuschen. Auch eine große Oberweite kann die Ursache von Rückenschmerzen sein. Dagegen hilft die Einschränkung des Bierkonsums allerdings nur sehr bedingt. Muskelstärkung bringt mehr. Gegenüber Männern hast du aber trotzdem einen entscheidenden Vorteil. Ein geeigneter BH kann Abhilfe schaffen. Damit zusätzliches Gewicht zwischen Hals und Hintern dich nicht nach hinten weghaut, musst du mit der Lendenwirbelsäule vermehrt ins Hohlkreuz. Würde die Brust- und Halswirbelsäule das widerstandslos mitmachen, würdest du auch umkippen, was ebenfalls unvorteilhaft wäre. Also steuern die anderen Wirbelsäulenabschnitte dagegen. Die Folge: Gelenke und Muskeln spielen suboptimal zusammen, die Kraft ist nicht mehr über die unterschiedlichen Strukturen verteilt. Der Körper läuft nicht mehr in der Spur.

Vorzeitig verschlissen – warum dein Rücken lange leidet, bevor er eines Tages Aua sagt

Er lässt sich das nicht sofort anmerken und verhält sich erst einmal wie ein überladenes Auto mit schlecht eingestellter Spur. Es fährt zwar noch, leidet dabei aber still vor sich, um seinen Besitzer irgendwann mit der Diagnose „Vorzeitig verschlissen" zu überraschen. Meine Mutter brachte das früher gut auf den Punkt: Während der Autokauf immer mit einem Ah anfängt und in Anbetracht teurer Werkstattrechnungen mit einem Oh endet, macht's im Rücken irgendwann Aua.

Was lernst du daraus? Du musst dafür sorgen, dass dein Körper in der Spur läuft und deine vordere Muskulatur zur rückseitigen im Gleichgewicht steht. Wenn du das beherzigst, hast du dein persönliches Risiko für Rückenschmerzen schon deutlich minimiert.

EINE FRAGE DER HALTUNG: WARUM DU RICHTIG SITZEN UND STEHEN MUSST

Hast du dich schon mal gefragt, warum du eigentlich problemlos stehen kannst und nicht einfach umfällst? Dafür darfst du dich bei deinen Muskeln bedanken, denn die halten dich aufrecht. Das funktioniert über die sogenannten Propriozeptoren, über die ich dir beim Thema Nacken schon ein bisschen erzählt habe. Propriozeptoren sind Sinneszellen, die deinem Gehirn aus allen Bereichen des Körpers permanent Informationen über deine Gelenkstellung und deine Muskelspannung geben. Über diese Zellen werden die verschiedenen Muskelgruppen gesteuert und halten deinen Körper in einem labilen Gleichgewicht.

Ob du schmal oder breit bist, ist für deinen Rücken nicht das Wichtigste. Entscheidend sind die Proportionen, die möglichst gleichmäßig verteilt sein sollten. Die Wirbelsäule ist das zentrale Element unseres Körpers. Sie gewährt Schutz für unser Rückenmark und wird dafür von den Muskeln vor unvorteilhaften Belastungen geschützt. Die Spannung im Muskelkorsett muss dabei immer ausgeglichen sein.

Robben, krabbeln und laufen lernen: Der Körper reagiert auf jede Veränderung

Unser Organismus kann auf minimale Veränderungen reagieren. Diese Fähigkeit bildet sich in den ersten Lebensmonaten aus – zum Beispiel während du erst robben, dann krabbeln und schließlich laufen lernst. Am Anfang deines Lebens waren deine Eltern bestimmt begeistert über jeden Zentimeter, den du dich eigenständig fortbewegt hast. Später ließ der Jubel erfahrungsgemäß nach. Wir nehmen das Wunder einfach hin und nutzen es eifrig. Der Körper muss für uns arbeiten. Er reagiert still auf veränderte Lebensgewohnheiten und versucht immer, die vordere und hintere Muskulatur in Einklang zu bringen. Zum Glück passt in einem gesunden Körper eines zum anderen. Würden zum Beispiel unsere Füße nach hinten ragen, würden die Nase und die primären Geschlechtsorgane uns nach vorn kippen lassen.

Wenn es zum Mastbruch kommt, ist die große Fahrt oftmals zu Ende

Zum besseren Verständnis: Stell dir ein Segelschiff vor. Das zentrale Element ist der Segelmast, der mittig auf dem Schiff in den Himmel ragt. Ohne ihn geht gar nichts, denn er ist die Grundvoraussetzung dafür, dass sich das Schiff vorwärtsbewegen kann. Dazu braucht es aber Segel. Die stehen für unsere Muskulatur und bringen das Schiff langsam in Fahrt. Die volle Kraft für unterwegs können sie aber nur entwickeln, wenn sie genug Spannung für das Spiel mit dem Wind haben. Diese Spannung muss nicht nur da sein, sondern sich auch gleichmäßig vor und hinter dem Mast verteilen. Wäre das nicht der Fall, würden ungleichmäßige Kräfte auf den Mast einwirken. Er würde also fehlbelastet. Das macht anfällig. Selbst wenn die überlastete Stelle noch so klein ist, wirkt sie als Sollbruchstelle. Irgendwann kommt es zum Mastbruch; schlimmstenfalls ist die Fahrt zu Ende.

Sicherlich willst du mit deiner Wirbelsäule keinen Mastbruch erleiden. Musst du auch nicht, denn du wirst rechtzeitig gewarnt. Deine Rückenschmerzen signalisieren dir schon frühzeitig deine persönliche Sollbruchstelle – und zwar schon dann, wenn das Röntgen- oder MRT-Bild noch keine Veränderung zeigt. Dein Schmerz ist ein Warnsymptom und sollte dich zu der Erkenntnis führen, dass an irgendeiner Stelle deines Bewegungsapparats eine Störung vorliegt. Je früher du die erkennst und effektiv etwas dagegen tust, desto länger kannst du mit deinem Rückenschiff die Welt bereisen.

Selbst beim Autofahren kannst du am Steuer deinen Rücken stärken

Vielleicht ist ein weiteres Detail für dich interessant: Aufrechtsitzen hat auch Einfluss auf deine Autofahrtechnik. Mein Freund und orthopädischer Kollege Patrick, mit dem ich seit Jahren als Dozentenduo in den Diensten der Medizin unterwegs bin, ist begeisterter Porschefahrer und besucht das eine oder andere Fahrertraining. Dabei lernte er von dem Rennfahrer Walter Röhrl, dass die echten Asse im Auto nicht locker und leger am Steuer ihres Boliden hocken, sondern relativ aufrecht unter hoher Ganzkörperspannung sitzen, um ihre Reaktionsfähigkeit zu verbessern. Wenn du also demnächst mal wieder einen

Schleicher überholst, der kerzengerade hinterm Steuer klemmt, denk nicht gleich, dass der unsicher fährt, sondern nimm es hin, ohne zu hupen, indem du dir klarmachst: Der tut was für seinen Rücken und ist auf jede Situation eingestellt. Du lernst daraus, dass du sogar am Steuer Wirbelsäulentraining betreiben kannst. Denn dein persönlicher Weg zu einem starken und gesunden Rücken fängt mit dem richtigen Sitzen und Stehen an.

Sitzen ist nicht nur Freizeitspaß, sondern bestenfalls Rückentraining

Das legt die Frage nahe: Wann sitzen und stehen wir denn eigentlich im gesunden Gleichgewicht? Bestimmt nicht, wenn wir wie ein nasser Sack auf der Couch herumlungern, im Bürostuhl in uns zusammensinken und es generell nicht schaffen, mal länger als eine Minute aufrecht zu sitzen. Dabei ist Sitzen nicht nur Freizeitspaß, sondern bestenfalls auch Rückentraining. Natürlich genieße auch ich es, ab und an leger auf dem Sofa zu sitzen, aber in meinen Praxisräumen wirst du mich nie in schlechter Haltung sehen; es sei denn, ich bin gerade akut rückenkrank. Ich setze mich oft neben meine Rückenschmerzpatienten auf die Behandlungsliege und nehme deren Körperhaltung ein. Dann frage ich, ob ihnen an mir etwas auffällt (mal abgesehen von meiner charismatischen Erscheinung und der Tatsache, dass ich nicht gerade klein bin). In der Regel geht's schnell. Ich muss den runden Rücken, die hängenden Schultern und den gesenkten Kopf der Schmerzgeplagten gar nicht übertrieben nachmachen. Die meisten verstehen sofort: Huch, das ist ja mein Spiegelbild, das da so undynamisch sitzt. Es kommt nur selten vor, dass ich mit aufrechter Haltung anecke.

Ein ehemaliger Schwergewichtsboxer verlangte mal von mir, dass ich mich stauche, damit er auf Fotos neben mir nicht schmächtig aussieht. Eine kleine Kniebeuge meinerseits löste das Problem seinerseits. Ich helfe gerne, wenn ich kann, solange ich mich dafür nicht krumm machen muss. Womit wir wieder beim eigentlichen Thema dieses Kapitels wären: sich krumm machen. Das ist im Stehen ebenso schlecht wie im Sitzen. Auf den nächsten Seiten findest du die wichtigsten Maßnahmen, mit denen du es schaffst, rückengesund zu sitzen und zu stehen.

KERZENGERADE ODER HINGELÜMMELT?

Damit du deine Muskulatur nicht einseitig belastest, solltest du nicht nur beim Sport und bei Alltagsbewegungen dynamisch bleiben, sondern auch beim Sitzen. Auf Stühlen, Sesseln, Hockern und Sofas gelten folgende Regeln:

- Sitz **dynamisch,** also nicht stundenlang in der gleichen Haltung. Wenn du lange aufrecht gesessen hast, darfst du dich auch mal kurz lümmeln.
- Steh zwischendurch immer mal wieder auf, **mach ein paar Schritte und schüttel die Arme und Beine aus.**
- Wechsel möglichst oft die Sitzhaltung und -position. **Verlagere dein Gewicht** abwechselnd auf die rechte und linke Gesäßhälfte, aber meide ein Hohlkreuz. Versuch, auch mal frei zu sitzen, also ohne Rückenlehne.
- Bei Bürostühlen sollte die **Rückenlehne leicht nach hinten** geneigt sein und mitgehen, wenn du dich daran drückst, sodass sie den Lendenbereich entlastet.
- Nutz die seitlichen Stuhllehnen, um die **Ellenbogen abzustützen.**
- Achte auf die **richtige Sitzhöhe.** Du platzierst dich optimal, wenn deine Füße mit der ganzen Sohle auf dem Boden stehen.
- Die **beste Tischhöhe** erkennst du daran, dass du die Arme im 90-Grad-Winkel locker auf der Arbeitsplatte ablegen kannst.

Du warst den ganzen Tag auf den Beinen und hast abends Rücken?
Das ist kein Widerspruch, denn auch langes Stehen kann ins Kreuz gehen.
Kein Fehler, wenn du lernst, rückenfreundlich zu stehen. Das geht so:

- Du stehst optimal, wenn du das Gefühl hast, dass du **leicht nach vorn** geneigt bist. Halte deine Knie dafür etwas gebeugt, also nicht komplett durchgestreckt.
- Zieh den Bauch etwas ein (auch wenn du keinen hast). Versuch, im Stehen zwischendurch unauffällig **Beckenbodentraining** zu betreiben.
- Bleib in den **Schultern gerade** (also leicht nach hinten) und entspannt. Lass sie nicht nach vorn hängen. Auch der Kopf bleibt aufrecht.
- Meide einen **Rundrücken** ebenso wie ein **Hohlkreuz.**
- Steh so, dass Knie, Becken und Brustkorb eine gerade **senkrechte Linie** bilden.
- Bleib nicht zu lange auf einer Stelle stehen. **Lauf herum,** ändere ab und zu deine Haltung. Strecke dich durch.
- Mach mal **Stehpause,** indem du dich immer mal wieder hinsetzt, sobald sich eine Möglichkeit dazu ergibt.
- Wenn weit und breit kein Stuhl in Sicht ist, kannst du deine Muskulatur auch entlasten, indem du dich **an eine Wand lehnst** oder dich an einem Geländer oder einem Tisch abstützt.
- Du stehst rückenfreundlich, wenn deine Füße hüftbreit auseinander sind und du dein Gewicht gleichmäßig auf **beide Füße** verteilst.
- Denk an die **richtigen Schuhe,** wenn du lange stehen musst. Also keine hohen Absätze, denn die verschieben den Schwerpunkt des Körpers ungünstig.

BEWEGUNG ALS AUSGLEICH ZUR ARBEIT: MACH SCHLUSS MIT DEN AUSREDEN

Ich erwarte nicht von dir, dass du dich gleich im Fitness-Studio anmeldest und von nun an deinen Körper täglich zwei Stunden stählst. Das schaffe ich auch nicht, obwohl ich's mir sehr wünsche. Wichtig ist erstmal, dass du nicht sofort Ausreden suchst. Die Lieblingsausrede „Ich habe keine Zeit für Sport" verbietest du dir am besten gleich selbst. Auch vielbeschäftigte Menschen finden Zeit für die Dinge, die ihnen wichtig sind. Und wenn sie einfach eine Stunde früher aufstehen. Es gibt kaum einen Beruf, der das Keine-Zeit-Argument wirklich rechtfertigt. Wenn du arbeitslos, Hausmann oder Hausfrau oder im Ruhestand bist und trotzdem angeblich keine freie Minute hast, wird's kritisch. Dann solltest du mal dein Zeitmanagement überdenken.

„Momentan mache ich keinen Sport" – das lässt viel Raum für Interpretationen

Von meinen Patienten höre ich auch oft einen anderen Satz, wenn ich mich nach deren sportlichen Aktivitäten erkundige: „Momentan mache ich keinen Sport." Das lässt mir viel Spielraum für Interpretationen. Ich soll daraus wohl schließen, dass jemand mal sportlich war. Leider hilft das weder dir noch mir. Wenn du glaubst, dass sich ein guter Orthopäde mit dieser Antwort zufriedengibt, dann irrst du. Er wird nachfragen: Heißt „momentan" seit einer Woche, einem Monat, einem Jahr oder gar mehreren Jahrzehnten? Meist trifft das Letzte zu. Männer schieben gerne hinterher, dass sie früher mal Fußball gespielt haben. Ich sehe dann schnell, dass das entweder Lichtjahre her ist oder der Ex-Kicker höchstens Auswechseltorwart in einer Kneipenmannschaft war.

Eine andere Top-Ausrede lautet: „Ich arbeite jeden Tag körperlich hart. Da muss ich mich nicht noch zusätzlich bewegen." Schön wär's, aber leider ist Bewegung nicht gleich Bewegung. Die vordere und hintere Muskulatur muss im Gleichgewicht zueinander stehen, sonst bekommst du auf die Dauer Probleme. Nehmen wir zur Veranschaulichung mal wieder ein Beispiel aus deinem Leben (aus meinem geht leider nicht, weil meine Frau meint, Putzen sei ein

Fremdwort für mich). Wenn du putzt, wischst du den Boden, den Tisch oder die Arbeitsplatten mit leicht nach vorn geneigtem Oberkörper. Deine Arme bewegen sich vor dem Körper. Der Bewegungsablauf wiederholt sich hartnäckig. Vielleicht neigt sich dein Kopf auch manchmal nach vorn. Aber das Entscheidende fehlt: Du machst keine Bewegung nach hinten. Also belastest du deinen Körper einseitig.

Lästige Hausarbeit mit Rücksicht auf den Rücken delegieren? Sei lieber vorsichtig

Wie kannst du das verhindern? „Ganz einfach, ich delegiere die Hausarbeit an meine Mitbewohner", denkst du jetzt vielleicht. Sei damit lieber vorsichtig, denn vielleicht haben deine Leutchen auch mal einen Blick in dieses Buch geworfen und belehren dich dann: Du musst in regelmäßigen Abständen Ausgleichsbewegungen machen. Also Arme nach hinten, die Hände hinterm Körper schließen und die Arme nach oben dehnen oder den Oberkörper rückwärts überstrecken – manchmal macht man so etwas sogar von ganz allein, weil der Körper einfach danach verlangt.

Wer einseitig körperlich arbeitet, der arbeitet auch hart am Rückenschmerz

Merke: Wer hart einseitig körperlich arbeitet, der arbeitet auch hart an seinem Rückenschmerz. Klingt schlimm? Ist es auch. Wir Orthopäden vermitteln unseren Patienten das leider (hauptsächlich aus Zeitgründen) wohl nicht richtig. Vielleicht liegt's auch daran, dass Präventionsberatung im Praxisalltag nicht von den Krankenkassen bezahlt wird. Das ist aber nicht dein Problem, sondern vielleicht das deines Arztes oder des Systems. Du kannst zu Hause jederzeit kostenlos trainieren. Also Hand aufs Herz: Du solltest dein Nichtstun nicht auf das Gesundheitswesen oder auf deinen Orthopäden schieben. Du bewegst dich für dich.

Rückentraining fängt nicht erst beim Sport auf dem Platz oder in der Halle an. Fast alles, was du von morgens bis abends tust, lässt sich rückenfreundlich oder rückenfeindlich gestalten. Das geht beim Aufstehen los und hört erst auf, wenn du einschläfst.

1. Richtig aufstehen

Viele machen beim Aufstehen eine Drehbewegung mit dem Oberkörper zum Nachtschränkchen, auf dem der Wecker steht oder das Handy liegt. Wenn die wirbelsäulenstabilisierenden Muskeln jedoch noch „schlafen" und entspannt sind, kann daraus schnell ein eingeklemmter Nerv resultieren. Da ich beim Schlafen keine digitalen Geräte nah am Kopf haben möchte, deponiere ich mein Weck-Handy immer in der Küche.

Wenn es dann morgens klingelt, bin ich gezwungen, sofort aufzustehen. Dafür drehe ich den ganzen Körper auf die Seite, halte das Kreuz steif und stütze den Oberkörper mit den Armen ab.

Mein Allerwertester dient mir dabei als Körperdrehpunkt. Aus der aufrechten Sitzposition stehe ich dann auf und begebe mich in die Küche zum Kaffeekochen. Das sieht recht behäbig aus, ist aber rückenfreundlich. Wer schon mal richtig Rückenschmerzen hatte, weiß, wie quälend Aufstehen sein kann, wenn man es falsch macht.

2. Zähneputzen mit Training

Nach dem Kaffee geht's ins Bad. Zahnputzzeit ist meine erste Trainingseinheit: Während meine Zahnbürste ihre oszillierenden Kreise zieht, trainiere ich auf dem Balancekissen nicht nur meine Fuß- und Unterschenkelmuskeln, sondern auch meine Core-Stabilität. Der ganze Körper muss daran arbeiten, dass ich im Gleichgewicht stehe. Jeder einzelne wirbelsäulenstabilisierende Muskel wird aktiviert. Ich trainiere die Tiefenwahrnehmung meiner Füße und arbeite an meiner Körperstatik. Auch wenn ich dabei nicht ins Schwitzen komme, geht's danach unter die Dusche und anschließend in die Gewänder.

3. Anziehen: Was geht noch?

Rückenschmerzgeplagte sollten sich im Sitzen anziehen oder sich dabei an die Wand lehnen. Hast du keine Beschwerden, mach gleich mal einen kleinen Test: Kannst du deine Socken im Stehen anziehen, indem du ein Bein weit nach oben anhebst und das Knie nicht seitlich ausfährst? Mein geschätzter Kollege und Wing-Tsun-Kämpfer Patrick ist eine Koryphäe auf diesem Gebiet und demonstriert das in jedem unserer Kurse mit Leidenschaft. Wenn du es auch schaffst: Glückwunsch, du hast ein gutes Körpergefühl.

4. Zu Fuß aus dem Haus

Die Arbeit ruft. Ich muss das Haus verlassen. Bis zur Tür habe ich bereits 30 Treppenstufen abwärts zurückgelegt. Dann geht's zu Fuß zur Praxis. Richtig gelesen, ich setze einen Fuß vor den anderen. Kein Auto, kein Motorrad, kein Fahrrad. Das ist zum einen umweltfreundlich, zum anderen habe ich dann schon etwas auf meinem Schrittekonto, das am Ende des Tages mehrere Tausend haben soll. Meine Praxis in Wattenscheid liegt in der zweiten Etage und ich nehme natürlich nicht den Fahrstuhl. Mittlerweile gehen meine Angestellten auch durchs Treppenhaus, um ihren Muskeln Futter zu geben.

5. Bildschirmarbeit am Stehpult

In meinen Behandlungsräumen stehen fast alle Rechner auf Stehpulten. Niemand kann sich einfach auf dem Gesäß ausruhen. Nur die Damen an der Anmeldung sind davon ausgenommen, müssen aber als Ausgleich zum vielen Sitzen immer durch die ganze Praxis flitzen.

6. Gespräche auf dem Hocker

Um im Patientengespräch Augenkontakt zu haben, setze ich mich meist auf einen Rollhocker. Der verführt und zwingt mich zum Geradesitzen. Letztendlich gibt es drei verschiedene Sitzpositionen: die vordere, die mittlere und die hintere. Die vordere kennen wir bereits vom Gamer und Handynutzer. Der Körper sackt in sich zusammen und die stabilisierenden Muskeln müssen nicht arbeiten. Der Bandscheibenbelastungsdruck ist mit knapp 180 Kilo am stärksten. Ich bevorzuge die mittlere Sitzhaltung. Zwar ist der Bandscheibenbelastungsdruck dabei nur um etwa 30 Kilo reduziert, aber ich aktiviere meine Muskeln. Ich lasse sie nicht zur Ruhe kommen, sondern trainiere sie bewusst. Bandscheibenfreundlicher ist die hintere Sitzhaltung.

Wer lässig auf dem Stuhl sitzt und den Oberkörper mit Kopf hinter der Sitzfläche hält, verringert den Bandscheibenbelastungsdruck auf 130 Kilo. Das ist im akuten Schmerzstadium zwar angenehm, aktiviert aber nicht die wirbelsäulenstabilisierenden Muskeln. Bist du beschwerdefrei, wirkt es nicht präventiv. Wenn dir nichts wehtut, ist richtiges Sitzen effektives Wirbelsäulentraining, im Schmerzstadium reduziert es die Beschwerden.

7. Zwischendurch Schritte machen

Ich habe viel Bewegung in der Praxis. Kein Tag vergeht mit weniger als 10 000 Schritten. Ich zeige meinen Patienten die Übungen mit dem Latexband und trainiere so über den Tag verteilt immer wieder in kleinen Einheiten meinen eigenen Körper. Auch beim Beckenbodentraining mache ich mit, wenn ich es demonstriere.

8. Bewegte Mittagspause

In der Mittagspause (wenn es sie mal gibt) bin ich ebenfalls bemüht, mich zu bewegen. Mal eine Runde um den Block ziehen oder ein bisschen was im Garten tun geht immer. Die Nachmittagssprechstunde verläuft nicht anders als die am Vormittag. Wenn der letzte Patient gegangen und der Schreibtischkram erledigt ist, muss ich noch Einkaufszettel abarbeiten, die meine Frau mir freudestrahlend überreicht.

9. Kisten transportieren

Ich möchte meinen *local dealer* unterstützen und mich bewegen. Also keine Onlinebestellung an den Durst-Flitzer, sondern selbst zum Getränkeladen.

Als junger Mann ohne Rückenschmerzen habe ich gerne bis zu vier volle Kisten gleichzeitig geschleppt. Aber die Zeiten sind vorbei. Ich nehme das Auto. Kistenkaufen ist fehleranfällig. Beim Heben muss die Kiste so nah wie möglich an den Körper. Denn nach den Hebelgesetzen der Physik steigt die Bandscheibenbelastung mit zunehmender Entfernung.

Wer dabei ins Hohlkreuz geht, verrät, dass die Rückenmuskulatur nicht optimal trainiert ist. Um die Kiste rückenfreundlich in den Einkaufswagen zu wuchten, muss ich nicht den Oberkörper, sondern die Hüft- und Kniegelenke beugen. Ich höre förmlich andere Rücken aufheulen, wenn ich sehe, wie sie von ihren Besitzern gequält werden. Deshalb zahle ich schnell und eile zum Auto, an dem gleich die nächste Gefahr lauert: Wie kriege ich die Kiste in den Kofferraum, ohne die Stoßstange zu zerkratzen? Denn Drüberheben mit langen Armen darf nicht sein.

Mein Tipp: Arbeite mit einer Stoßstangenschutzmatte aus Gummi. Heb die Kisten auf keinen Fall mit einer Drehbewegung ins Auto. Sondern erst vorm Bauch hoch, dort halten und dann mit den Füßen drehen. Beim Entladen zu Hause gilt das Gleiche nur in umgekehrter Reihenfolge. Ich lasse die Kisten in der Garage. So muss ich öfter laufen, wenn meine Leutchen und ich Durst haben, und trainiere nebenbei.

10. Relaxen mit Kissen

Am Ende des Tages sitze ich mit Glück auf der Couch in hinterer Sitzhaltung, meistens mit einem Kissen im unteren Rückenbereich, um die Lendenwirbelsäule zu unterstützen. Nach der zweiten Trainingseinheit mit dem Balance-Kissen beim Zähneputzen rolle ich mich ins Bett.

BEWEGUNG IST TOLL, SPORT NOCH BESSER. ABER WELCHER SOLL ES DENN BITTE SEIN?

„Sie müssen mehr Sport treiben." Dieser Satz lässt sich leicht sagen. Und zack, ist der Orthopäde schon wieder raus aus dem Behandlungszimmer. Der Rückenschmerzpatient bleibt hilflos zurück und fragt sich zu Recht: „Welchen Sport soll ich denn überhaupt machen?" Meistens denkt man unwillkürlich ans Fitnessstudio. Manch einer hält Joggen für das Richtige. Fußball ist ganz nett und dazu gesellig. Rennfahrer sind auch Sportler. Beim Minigolf schlage ich mit Kraft den Ball über die Bahn. Das ist doch gesund, oder? Meine Antwort: alles richtig. Grundsätzlich ist jeder Sport für jeden möglich und im Zweifelsfall besser als gar nichts. Nur: Ob es deinem Rücken dadurch besser geht, hängt davon ab, wie intensiv du trainierst. Und das hängt wiederum davon ab, in welchem Zustand dein Körper ist.

Der untrainierte Übergewichtige sollte nicht mit Joggen anfangen, denn darunter leiden alle Gelenke – von den Fußgelenken bis hoch zur Hüfte. Der Untergewichtige sollte nicht unbedingt mit Gewichtheben loslegen, denn das ist sehr riskant. Die Haltungsstrukturen können unter schweren Gewichten zusammenbrechen. Mein Tipp: Lass dich von einem Sportmediziner auf deine Sporttauglichkeit hin untersuchen. Es sollte ein Sportmediziner sein, der sich im Sport auskennt und das auch lebt und nicht nur als Zierde auf seinem Praxisschild führt. Das musst du zwar meistens selbst bezahlen, aber es lohnt sich. Schließlich geht's um deine Gesundheit.

Der falsche Sport beschert dir Schmerzen und lockt deinen inneren Schweinehund hervor

Wenn du den falschen Sport wählst, rächt sich das über kurz oder lang. Plötzlich treten Schmerzen an verschiedenen Stellen des Körpers auf. Die locken den inneren Schweinehund aus seinem Versteck, der sich dann schnell wieder in deinem Kopf breitmacht. Mach dir immer wieder klar: Sport ist etwas Tolles. Richtig ausgeübt, profitiert dein Körper davon. Entweder trainierst du allein oder du hast in einem Team Spaß an der Leibesertüchtigung. Sport verbindet. Das Miteinander tut auch der Seele gut. So eine Gruppe kann ein warmes Auffangbecken sein. Deshalb kennt Sport auch keine Altersgrenze. Es gibt Wirbelsäulensportgruppen für alle Generationen. In der Mannschaft kann man sich gemeinsam auspowern und Erfolge feiern. Ich wäre ein schlechter Arzt, wenn ich jemandem seinen Lieblingssport verbieten würde. Denn damit würde ich ihm einen entspannenden Ausgleich zum anstrengenden oder tristen Alltag nehmen.

Erst Physiotherapie und Beckenbodentraining, dann Wakeboard und Wasserski für die Stabilität

Als ich Rücken hatte, konnte ich lange nichts machen. Ich betrieb Sport beim Physiotherapeuten und beim Beckenbodentraining. Davor war ich ein begeisterter Wakeboarder, wie du ja schon weißt. Das hat mir selbst dann Spaß gemacht, wenn ich mich nur unspektakulär übers Wasser ziehen ließ. Nach meiner Rückkehr ins Leben wollte ich unbedingt wieder aufs Wasser. Dazu brauchte ich einen stabilen Rücken, den ich mir erst einmal antrainieren musste. Wakeboarding und Wasserski kann ich jedem empfehlen: Wasser, Geschwindigkeit und das Entscheidende: ein effektives Training für den Rücken. Denn wenn du keine Spannung im Körper hast, schießt es dich in der ersten Kurve raus, falls du es überhaupt bis dahin geschafft hast. Du brauchst also eine ausreichende Core-Stabilität. Kleiner Motivationskick: Setz dir das Ziel, nicht auf einem Youtube-Video aufzutauchen, auf dem es dich vom Brett haut. Natürlich gibt es ein deutlich höheres Verletzungsrisiko als beim Joggen, aber was soll's? Es macht eben Spaß. Ich bin mir der Gefahr bewusst, tue aber alles dafür, sie zu minimieren.

Auch andere Sportarten erfordern oft zusätzliches Training. Das weiß der Laie nur nicht. Er sieht immer nur die eine Seite im Fernsehen oder im Stadion: den Tennisspieler beim Tennisspielen, den Fußballer beim Fußball und den Rennfahrer im Formel-1-Boliden auf der Rennstrecke. Wohl jeder Profisportler macht ein Ausgleichs- oder Ergänzungstraining. Ballsportler müssen während des Spiels schnell anlaufen, abrupt stoppen und zackig die Richtung wechseln. Der gesamte Oberkörper muss diese Bewegungen abfangen. Wäre die wirbelsäulenstabilisierende Muskulatur zu schwach, würden die Haltungsstrukturen überlastet. Es ist also nicht verwunderlich, dass viele Hobbyfußballer und -tennisspieler mit Rückenschmerzen bei mir in der Praxis landen, obwohl sie Sport treiben. Anders ist das bei den Bundesligaprofis. Obwohl die viel stärkeren Belastungen ausgesetzt sind als die Freizeitkicker, klagen die wenigsten von ihnen über Rückenschmerzen. Der Grund: Die Profis machen fast jeden Tag Krafttraining, das zu einer sicheren Core-Stabilität führt. Davon bekommen die Fans jedoch meistens nichts mit.

Selbst Rennfahrer sind top in Form, obwohl sie doch nur im Auto sitzen. Was nach außen nicht sichtbar ist: Auf diese Sportler wirken enorme Fliehkräfte, die der Wirbelsäule alles abverlangen. Mit einer schwachen Nacken-Hals-Muskulatur würde es dir bereits in der ersten Kurve den Kopf abreißen. Den Rennfahrern bleibt gar nicht anderes übrig, als die wirbelsäulenstabilisierende Muskulatur täglich zu trainieren. Zwar sind die wenigsten von uns Rennfahrer, doch wir sollten bei jeder Sportart darüber nachdenken, ob der Rücken zusätzlich trainiert werden muss.

Schweißtreibende Anspannung: Yoga und Pilates als Balsam für den Rücken

Zwei Sportarten, die ich jedem ans Herz legen kann, sind Yoga oder Pilates. Was für manchen immer noch nach Bewegungstherapie für Hausmütterchen und Esoteriker klingt, ist in Wirklichkeit Balsam für den Rücken. Hier muss niemand Gewichte stemmen, sondern trainiert mit dem eigenen Körpergewicht. Zugegeben, früher habe ich mich ein wenig abfällig darüber geäußert und solche Zusammenkünfte gern als gemeinschaftliches Atmen bezeichnet. Dann stellte ich fest, dass ich damit ganz schön ins Schwitzen komme. Ich spürte auf einmal Muskeln, von deren Existenz ich bis dato nur aus dem Anatomiebuch wusste.

Wie hart dabei gearbeitet wird, erkannte ich bei meinen Mitübenden an Kämpfen in Sachen Körperspannung gegen Luftdruck im Darm. Wenn der Luftdruck gewann, flogen einige Fürzchen in Richtung Freiheit. Nach den ersten Übungsstunden wusste ich glücklicherweise, wo ich meine Matte hinlegen musste, um einigermaßen sicher vor diesen Geruchs-Genüssen zu sein. Einsteigern rate ich oft zu Pilates.

Fang mit dem Walken an und steigere dabei langsam die Belastung

Wer Rückenschmerzen hat, sollte nicht mit Joggen starten. Zwar ist die regelmäßige Be- und Entlastung der Bandscheiben beim Laufen die Basis für eine gute Ernährung des Bandscheibengewebes, aber wenn die Muskulatur zu schwach ist, werden die Strukturen unverhältnismäßig stark belastet. Wenn die Kernstabilität jedoch besteht und das Bewegungssegment geschützt ist, dann ist Laufen wiederum gut. Dabei solltest du aber deine Körperhaltung beachten: Leichte Kopf- und Rumpfneigung nach vorn mit Blick nach unten ist statisch empfehlenswert. Wer mit Hohlkreuz und Kopf im Nacken läuft, schadet dem Rücken.

Du musst nicht sofort mit dem Joggen anfangen, sondern kannst erst einmal schnell gehen, neudeutsch: walken. Dabei wird der Körper langsam, aber sicher an die zunehmende Belastung beim Joggen herangeführt. Das „Nordic" muss dabei nicht sein. Warum sollte ich mit zwei Walking-Stöcken über den Asphalt gleiten? In den nordischen Ländern auf unbefestigten Wegen im freien Gelände bietet sich das an, um schnell vorwärtszukommen und sich gegebenenfalls abzustützen. Aber bei uns ist es im Regelfall nicht notwendig; im schlimmsten Fall verändert es das Gangbild so, dass die Kniegelenke stärker belastet werden.

Willst du die und andere Gelenke schonen, setzt du dich motiviert aufs Fahrrad. Das ist vor allem bei Verschleiß (Arthrose) an Hüft- und Kniegelenken zu empfehlen. Lenker und Sattel sollten so eingestellt sein, dass die Sitzposition der Stufenlagerung entspricht. Du kommst dann nicht ins Hohlkreuz und kannst dich auf dem Lenker so abstützen, dass die Wirbelsäule entlastet wird. Beim Treten „ernährst" du die Bandscheiben, weil du dich bewegst und dadurch der Nährstofftransport begünstigt wird.

Wenn du dazu neigst, dich von Regen, Kälte, Sonne, Wind oder vom Autoverkehr auf der Straße abschrecken zu lassen, besorgst du dir ein Standrad für zu Hause. Das stellst du natürlich nicht in den Keller, wo du es nach zwei Wochen einfach vergisst, sondern ins Wohnzimmer. Oder dahin, wo es dich jeden Tag anspricht und dich an deine guten Vorsätze erinnert. Ich habe übrigens ein Rudergerät im Wohnzimmer, mein bestes Stück fürs Rückentraining in den eigenen vier Wänden. Zwar nimmt es etwas Platz in Anspruch, aber ich habe auch einiges davon. Mit dem Gerät trainiere ich eine Vielzahl von Muskeln, während ich die Gelenke schone. Auch mein Herz und meine Lunge profitieren davon. So rudere ich fast jeden Tag fünf Kilometer. Damit's nicht langweilig wird, sehe ich dabei fern oder höre Musik, die mich anpeitscht, mich zu verbessern oder zumindest nicht zu verschlechtern.

Sport geht natürlich auch im Wasser. Schwimmen ist zum Beispiel sehr gut für den Rücken. Es ist Bewegung ohne Belastung, da das Wasser das Körpergewicht trägt. Wichtig ist nur der richtige Schwimmstil. Wer es akut an der Bandscheibe hat, sollte aufs Brustschwimmen verzichten. Denn dabei wird der Kopf im Regelfall hoch aus dem Wasser gereckt, während die Lendenwirbelsäule ein Hohlkreuz bildet. Beides verstärkt den Druck auf die Bandscheiben, die ihn nämlich gern an den Nerv weitergeben. Deshalb sollte man bei Schmerzen nur auf dem Rücken schwimmen, das richtet die Wirbelsäule auf.

Tanzen ist Bewegung für den ganzen Körper und kann ein paar nette Nebeneffekte haben

Wer's lieber trocken mag, kann zum Tanzen gehen. Tanzen finde ich toll. Ich habe es früher, wie gesagt, viel gemacht; eine Saison lang war ich sogar mal Turniertänzer. Dann stellte ich fest, dass die anderen männlichen Tänzer zarter gebaut waren, schwarze Haare hatten und sich für einen schöneren Teint Tiroler Nussöl ins Gesicht rieben. Da konnte und wollte ich nicht mithalten und verlor die Lust. Ob im Takt der Musik oder leicht neben der Spur – Tanzen ist Bewegung für den ganzen Körper, die Spaß macht. Netter Nebeneffekt: Man kann sich dabei sehr, sehr nahe kommen – und es kann nicht nur in Sachen Bewegung mehr daraus werden. Damit sind wir beim Wichtigsten: Sport und Bewegung müssen Spaß machen. Denn mit Spaß an der Sache gelingt es leichter. Wenn man keine Freude an seinem Beruf hat, ist der Weg zur Arbeit mühsam. Beim Sport ist es nicht anders. Wer komplett ohne Leidenschaft zum Training geht, lässt sich auch viel eher von seinem inneren Schweinehund aus dem Konzept bringen, was schade wäre. Wenn du einmal den richtigen Sport für dich entdeckt hast, kannst du für immer Gefallen daran finden. Ich als dein Orthopäde unterstütze dich gerne dabei.

Handschlag mit Schmackes?
Da rettet dich propriozeptives Training

Ein gut trainierter Körper kann dir übrigens auch in vielen anderen misslichen Lebenslagen helfen. Ich erinnere mich gern an meine Zeit als Mannschaftsarzt auf Schalke, als ich im Gym den jungen Spielern zeigen konnte, dass der alte Mann mit Bart auch noch was draufhat. Ich war seinerzeit noch nicht ganz rückenschmerzfrei und konnte nicht so trainieren, wie ich wollte. Das hatte ein Bäuchlein zur Folge, das bis heute auf Fotos belegt ist. Darunter war meine Muskulatur natürlich trainiert. Heute ist der Bauch weg – und mit ihm leider auch die dicken Oberarme, die ich damals noch hatte. Es war üblich, dass das Betreuerteam jeden Spieler abklatschte, bevor es raus aufs Spielfeld ging. Zuerst kam Sead Kolašinac aus der Kabine, der schon damals ein Kraftpaket war, das sich mit jedem messen wollte. Also tat ich ihm den Gefallen. Unser Handschlag war gewaltig und wahrscheinlich bis in die Arena zu hören. Danach kam Max Meyer und forderte ebenfalls meinen Handschlag ein. Ich war kräftemäßig noch bei seinem Vorgänger und beförderte den armen Max mit Schmackes fast zurück in die Kabine. Zum Glück hatten wir damals schon großen Wert auf das propriozeptive Training gelegt, bei dem man lernt, auch auf unerwartete Bewegungen vorbereitet zu sein und darauf angemessen zu reagieren. Das rettete Max vor Verletzungen und meine Berufshaftpflicht vor sicherlich horrenden Forderungen seiner Manager.

Du hast Rückenschmerzen, bist zum Arzt gegangen und der hat dir gesagt, dass du mehr Sport machen musst? Komisch, hast du gedacht, ich gehe doch dreimal in der Woche ins Fitnessstudio, bin nicht übergewichtig, mein Körper sieht aus wie gemeißelt und dann sagt einer so was. Das kann ja wohl nicht wahr sein. Kein Wunder, dass du niedergeschlagen bist. War das ganze schweißtreibende Training etwa umsonst? Kleiner Trost: Du bist nicht allein. Viele Patienten machen diese Erfahrung – vor allem, wenn sie an Türrahmendiagnostiker geraten, also an Ärzte, die eine Diagnose aus sicherer Entfernung stellen und dann weiterziehen. Von denen habe ich dir ja schon erzählt.

Wie das sein kann, zeigte sich bei Arndt, der sich eines Tages in meine Praxis verirrte. Wenn ich schon kräftig bin, dann ist Arndt meine Steigerung. Der Gute hatte natürlich Rücken, obwohl er mindestens viermal in der Woche zum Krafttraining geht. Er stemmt nicht nur Gewichte, sondern bringt auch einiges auf die Waage. Alles natürlich pure Muskelmasse und kein Fett. Im Aufnahmegespräch nahm er kein Blatt vor den Mund. Ich sei nicht sein erster Orthopäde, verriet er mir, aber hoffentlich sein letzter.

Ich musste den Jungen anpacken, denn es gibt keine Untersuchung durch die Hose

Gleichgültig, wie er sich belastete, er hatte fast immer überwiegend dumpfe Schmerzen im unteren Lendenwirbelsäulenbereich. Ab und zu spannte es bei Arndt im Gesäß und am hinteren Oberschenkel. Stechende Schmerzen plagten ihn nie. Obwohl er keine klassische Läuferfigur hatte, joggte er gelegentlich, um etwas für seine Kondition zu tun. Danach tat ihm manchmal die Achillessehne weh. Seine Bandscheiben waren in Ordnung.

Arndts Orthopäden-Odyssee führte ihn zu einem Arzt, der zu mehr Sport riet, und zu einem anderen, der weniger für richtig hielt. Arndt probierte beides, aber nichts half. Als Lagerist schleppte Arndt öfter 15-Kilo-Pakete vor sich her. Das nahm er aber keineswegs als Ausrede nach dem Motto „Ich arbeite doch im Beruf körperlich hart, da muss ich mich in der Freizeit ausruhen". Im Gegenteil: Er wollte sich eigentlich nach Feierabend im Fitnessstudio fit halten, um im Job noch mehr leisten zu können. Mit Schmerzen war da aber nicht dran zu denken. Da saß also ein gestandenes Mannsbild mit einer beeindruckenden Figur und hohem Leidensdruck vor mir.

Mir blieb nichts anderes übrig, als zum Äußersten zu greifen: Ich musste den Jungen anpacken und untersuchen. Arndt war überrascht. Bisher hatte noch nie jemand bei ihm Hand angelegt. Er sollte Schuhe, Socken und Hose ablegen, damit ich seinen Rücken sehen konnte. Denn für einen guten Orthopäden gilt: keine Diagnose durch die Hose.

Arndts Auffälligkeiten zeigten sich erst bei der Bewegungsprüfung

Standbild, Verlauf der Wirbelsäule, Becken- und Schulterstellung, bestimmte Rückenmuskeln, Reflexe – alles war bei Arndt in Ordnung. Er hatte auch keine schmerzhaften Druckstellen. Das war schon mal gut. Auffälligkeiten zeigten sich erst bei der Bewegungsprüfung. Arndts Lendenwirbelsäule war recht steif. Wenn er versuchte, im Stand mit gestreckten Beinen die Fingerspitzen auf den Boden zu bringen, fehlten ihm ganze 20 Zentimeter. Der Gegentest bestätigte das. In der Rückenlage konnte Arndt sein gestrecktes Bein nicht höher als im 30-Grad-Winkel zur Liege heben. Zum Vergleich: Wünschenswert wäre ein 90-Grad-Winkel.

Der Grund dafür sind verkürzte Muskeln auf der Rückseite. Sowohl der Rückenstrecker und die Hüftbeugemuskulatur als auch die rückseitige Oberschenkelmuskulatur sind verkürzt und behindern das Bewegungsausmaß. Das wiederum gefährdet das labile Gleichgewicht des Körpers. Ein solches Ungleichgewicht war nicht nur bei Arndt der Fall. Es gehört auch zu den typischen Beschwerden von Menschen, die viel sitzen müssen (also von Schreibtischtätern, Lkw-Fahrern oder Außendienstmitarbeitern, die häufig lange Strecken mit dem Auto fahren).

Verkürzte Muskeln solltest du nicht mit Gewichten belasten, sondern dehnen

Wenn die Betroffenen nun in guter Absicht ihre verkürzten Muskeln mit Gewichten trainieren, macht das die Sache noch schlimmer. Glücklicherweise gibt es Abhilfe. Das Muskellängen- beziehungsweise Dehnungstraining gewinnt immer mehr an Bedeutung. Mein orthopädischer Freund Andreas war einer der Ersten in Deutschland, der das Aufdehnen, auch Flexen genannt, in den Trainingsplan seiner Leichtathleten einfließen ließ. Inzwischen profitieren auch Rückenpatienten und Hobbysportler von den Erfahrungen der Profis, denn die Erkenntnisse wurden in die allgemeinen Behandlungskonzepte integriert.

Was heißt das für dich? Du musst kein Profi sein, aber wenn deine Muskeln verkürzt sind, bist du nur noch eingeschränkt leistungsfähig. Mach doch mal meinen Verkürzungsselbsttest auf Seite 138. Damit kannst du schnell herausfinden, wie es um deine Beweglichkeit bestellt ist. Wenn du dabei merkst, dass du etwas tun musst, nimm mein Flex-Training auf Seite 112 in dein Trainingsprogramm auf.

Zielstrebigkeit, Disziplin und Ausdauer machen die Sache leichter

Aber erwarte nicht zu früh, dass es dir besser geht. Was sich über Wochen, Monate oder Jahre entwickelt hat, verschwindet nicht von heute auf morgen. Bis du erste Erfolge siehst, musst du in der Regel mindestens drei Monate dranbleiben. So war es auch bei Arndt. Glücklicherweise brachte er Charaktereigenschaften mit, die die Sache leichter machten: Zielstrebigkeit, Disziplin und Ausdauer. Er wurde nicht nur seine Rückenschmerzen los, sondern auch die Probleme in den Achillessehnen nach dem Laufen. Für ihn war es wie ein Wunder, für mich aber logisch. Denn oft sind Achillessehnenbeschwerden die Folge einer verkürzten rückseitigen Beinmuskulatur.

Auch in diesem Bereich gilt: Langfristig geht's einem nur besser, wenn die Ursachen identifiziert und behandelt werden und nicht nur die Symptome. Sei also ein Arndt. Bau dir ruhig Muskeln auf, aber vergiss nie, die auch zu dehnen. Das fällt vor allem Männern schwer. Denn sie gehen häufig ins

Fitnessstudio, um ansehnliche Muckis aufzubauen. Beim Dehnen geht die Muskulatur aber nicht in die Dicke wie beim herkömmlichen Training, sondern in die Länge.

Am besten trainierst du deine Beweglichkeit entweder mithilfe meiner Übungen aus dem Flex-Training oder in speziellen Flex-Zirkeln, wie es sie auch in günstigen Fitnessstudios inzwischen immer mehr gibt. Du kannst darin bestimmte Muskeln sehr effektiv aufdehnen. Sei dabei geduldig, nimm dir Zeit und meide hektische Bewegungen. Dehnübungen müssen immer langsam durchgeführt werden, um Bänder und Muskeln nicht zu verletzen. Ein Ziehen beziehungsweise ein leichter Schmerz ist erwünscht, ein starkes Reißen, das richtig wehtut, sollte hingegen vermieden werden. Auch hier gilt natürlich: Bevor du eigenmächtig loslegst, lass dich von Fachleuten beraten, was sinnvoll für dich ist.

MACH DEN SELBSTTEST: WIE BEWEGLICH BIST DU?

Ob Verspannungen im Nacken oder Schmerzen im Rücken – häufig sind verkürzte Muskeln schuld daran. Wie flexibel bist du? Mit diesem Check findest du schnell heraus, ob du eher der verkürzte Typ bist oder gleich als Schlangenmensch im Zirkus anfangen kannst. Zieh deine Schuhe aus und leg los. Die Testaufgaben sind übrigens auch gute Dehnübungen.

Stell dich aufrecht hin. Nimm deinen rechten Knöchel in die linke Hand und zieh die Ferse Richtung Gesäß. Dein Oberkörper muss dabei aufrecht bleiben. Wie viel Platz ist zwischen Ferse und Gesäß?

10 Zentimeter oder mehr	1 Punkt
1 bis 9 Zentimeter	2 Punkte
Deine Ferse berührt das Gesäß	3 Punkte

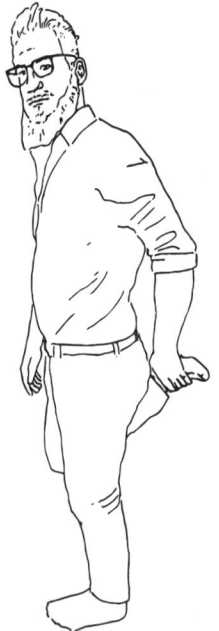

Stell dich hüftbreit hin und geh in die Hocke. Welchen Winkel in den Beinen schaffst du, ohne die Fersen vom Boden zu lösen?

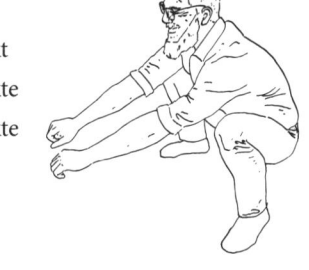

Weniger als 90 Grad   1 Punkt
90 bis 120 Grad   2 Punkte
Dein Gesäß berührt beinahe den Boden   3 Punkte

Setz dich mit ausgestreckten Beinen auf den Boden und versuche, mit den Händen deine Zehen zu berühren. Wie weit kommst du?

Du erreichst sie nicht   1 Punkt
Du kannst sie gerade so berühren   2 Punkte
Du umfasst deine Füße mit den Händen   3 Punkte

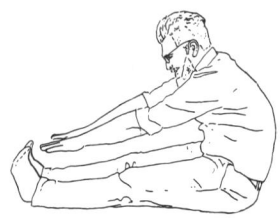

Auswertung

1 bis 4 Punkte: Du bist ganz schön verkürzt. Schiebe dein Dehnungstraining nicht auf die lange Bank. Wenn du bis jetzt schmerzfrei warst, dann hattest du nur Glück.

5 bis 6 Punkte: Du bist ein Durchschnitts-Dehner. Aber willst du nur durchschnittlich sein? Also gilt auch für dich: Dehn dich jetzt, damit du später nicht leiden musst.

7 bis 8 Punkte: Du bist schon fast ein Spitzen-Dehner. Jetzt musst du nur noch ein wenig daran arbeiten und du bist da wo du hinmusst.

9 Punkte: Gratulation und Respekt! Du bist besser als ich und kannst in jedem Zirkus als Schlangenfrau oder Schlangenmann anfangen. Bleib weiterhin in dieser Top-Dehnungsform.

CORE-STABILITÄT: MEINE ÜBUNGEN
FÜR EINEN STARKEN RÜCKEN

Ob mit oder ohne Hilfsmittel – es gibt viele Übungen für einen stabilen Rücken. Wichtig ist, dass du sie variierst und nicht einseitig trainierst. Denn Muskeln brauchen Abwechslung. Das Tolle an diesem Programm: Jeder kann es machen.

Beim Core-Training werden nicht nur die tiefen Bauch- und Rückenmuskeln angesprochen, sondern auch die Hüfte und der Beckenboden. Anders als die oberflächlichen Muckis, die wir im Fitnessstudio trainieren, kommen die tiefen Muskeln nicht zum Vorschein, obwohl sie sehr wichtig sind. Denn ohne sie würde das ganze System ins Wanken geraten. Leider kannst du die tiefe Rücken- und Bauchmuskulatur nicht gezielt anspannen wie beispielsweise deinen Bizepsmuskel. Deshalb musst du sie indirekt ansteuern und stärken. Genau dafür sind die Übungen auf den nächsten Seiten gedacht.

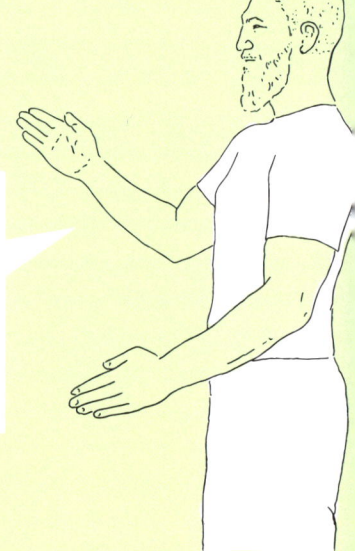

1. DER HACKER

Halte deine Arme im rechten Winkel seitlich an den Oberkörper. Dann hackst du mit den Unterarmen 3-mal 30 Sekunden rauf und runter und versuchst dabei, immer schneller zu werden. Wenn du mehr willst, machst du die Übung mit ausgestreckten Armen.

2. DER SCHWIMMENDE HACKER

Leg dich auf den Bauch und drück den Bauchnabel auf den Boden, während du die Arme (im rechten Winkel) und den Oberkörper leicht anhebst. Zieh die Arme in schnellem Tempo abwechselnd minimal nach vorn und hinten (3-mal 15 Sekunden) und genauso lange nach oben und unten.

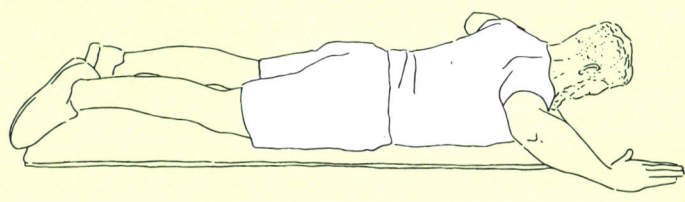

3. DER HANDTUCH-SCHWIMMER

Auch bei dieser Übung presst du den Bauchnabel auf die Matte und hebst den Oberkörper leicht an. Dabei hältst du ein zusammengerolltes Handtuch in beiden Händen. Zieh die Arme zuerst zur Brust (Bild unten) und streck sie dann nach vorn (Bild ganz unten). 3-mal 15 Sätze

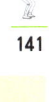

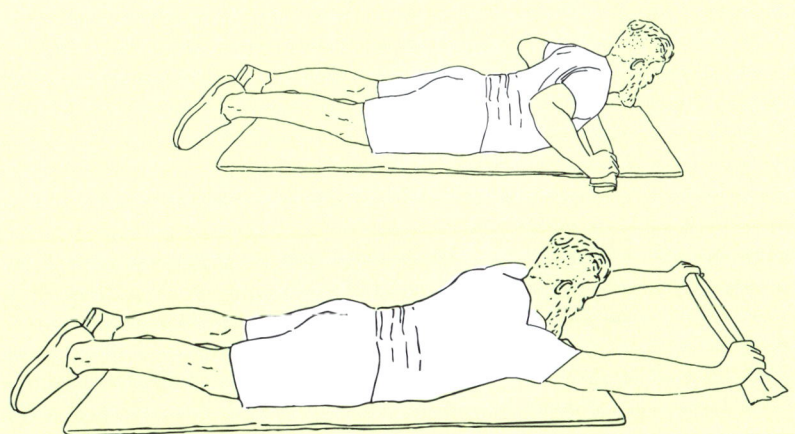

4. DER TÄNZELNDE ZÄHNEPUTZER

Sieht einfach aus, ist aber eine wackelige Angelegen-
heit. Stell dich beim Zähneputzen mit geraden Füßen
und aufrechtem Oberkörper auf ein Balancekissen.
Wenn du das 2 Minuten durchhältst, machst du es
abwechselnd auf dem rechten und linken Bein.

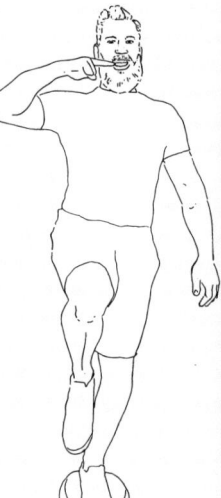

5. DER HEBER

Stütz dich mit den Händen ab und heb deinen Aller-
wertesten so hoch, dass Fersen, Beine, Hüfte, Oberkörper und Kopf eine möglichst gerade Linie bilden
(unten). Dann hebst du ein Bein (etwa im 45-Grad-
Winkel) 5 Sekunden hoch (ganz unten) und senkst
es langsam wieder ab. Das machst du 10-mal auf
jeder Seite.

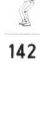

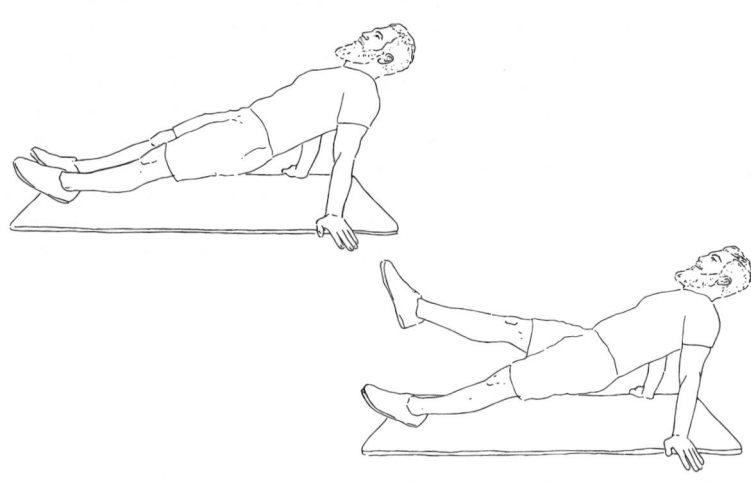

6. BURPEES

Für den legendären Burpee stellst du dich hüftbreit
auf und gehst über die tiefe Hocke in den Liegestütz.
Von da aus begibst du dich über die Hocke zurück
in die Ausgangsstellung. Könner springen von einer
Position in die nächste und beenden den Burpee mit
einem Strecksprung, bei dem sie überm Kopf in die
Hände klatschen. Das Ganze machst du so oft, wie du
es schaffst, und dann noch einmal mehr.

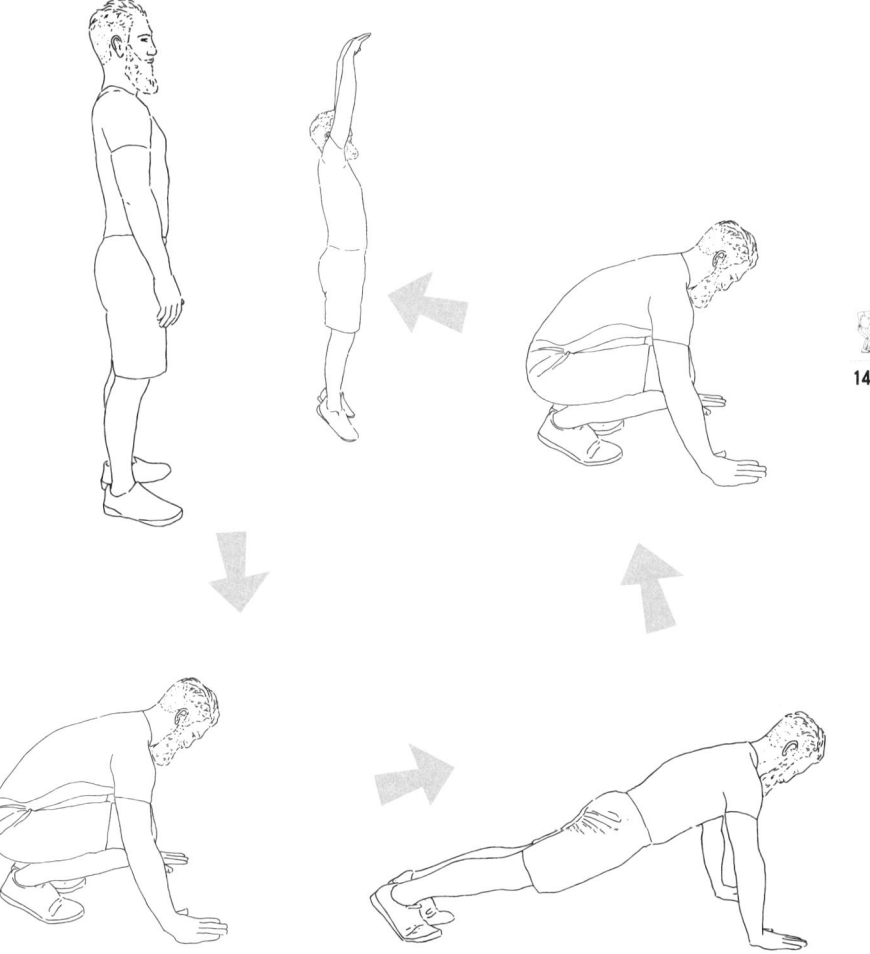

7. DER SUPERGROBI

Du hebst im Vierfüßlerstand den linken Arm und das rechte Bein gestreckt an, bis sie eine gerade Linie mit deiner Wirbelsäule bilden (unten links). Dann führst du den linken Ellenbogen und das rechte Knie diagonal unter der Körpermitte zusammen (unten rechts) und wieder auseinander. Jede Seite 10- bis 15-mal.

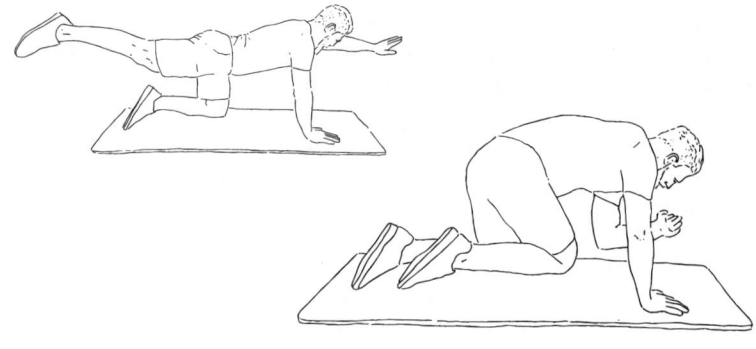

8. DER EINARMIGE FLIEGER

Im Vierfüßlerstand streckst du das linke Bein weit nach hinten und den rechten Arm auf Schulterhöhe seitlich aus. Dann beugst du beide Arme und schiebst den rechten Arm unter dem Oberkörper so weit es geht nach links. Auch der Kopf dreht nach links. Jede Seite 10- bis 15-mal 2 Sekunden halten und wieder zurück.

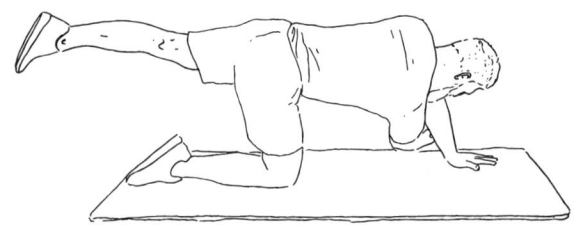

Für diese Übung begibst du dich in die Stufenlagerung, die du ja schon von Seite 16 kennst. Stell dir vor, dass neben dem Kasten eine Bierflasche steht, die du haben möchtest. Dafür richtest du den Oberkörper minimal auf (du musst deine angespannten Bauchmuskeln spüren) und versuchst, die Flasche zu greifen. Abwechselnd links und rechts so oft, wie du es schaffst.

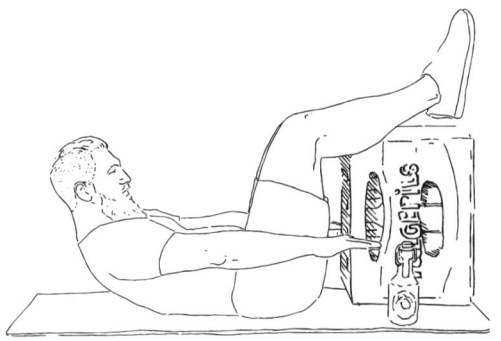

145

Für den seitlichen Kastenbauch richtest du den Oberkörper minimal leicht seitlich auf und führst den linken Arm über den Oberkörper nach rechts. Du machst es richtig, wenn du deine Bauchmuskeln spürst. Absolviere die Übung so oft, wie du sie schaffst, beide Seiten abwechselnd.

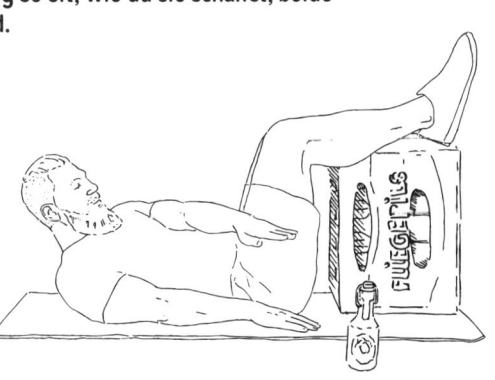

TOP 10
RÜCKENSCHUL-REGELN

Wenn du bis hier gekommen bist, hast du schon gemerkt, dass es ganz schön viel zu beachten gibt, damit der Rücken fit und gesund bleibt. Deshalb siehst du hier die Basics noch einmal auf einen Blick:

1. Du sollst dich bewegen

Turne bis zur Urne. Ob du Bewegung in deinen Alltag einbaust, Yoga machst, durch den Wald läufst, zu Hause Übungen absolvierst oder ins Fitnessstudio gehst. Jeder Schritt zählt.

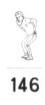

2. Halte deinen Rücken gerade

Kopf hoch! Achte im Alltag auf deine Haltung, vermeide jeden Buckel und lass dich nicht hängen. Das gilt beim Stehen und Sitzen gleichermaßen.

3. Gehe in die Hocke, statt dich zu bücken

Wer beruflich schwer schleppen muss, sollte ebenso daran denken wie jeder andere, der Getränkekästen, Einkaufskörbe, Gartenutensilien oder kleine Kinder heben muss.

4. Trage keine schweren Gegenstände

Du bist kein Gewichtheber. Im Alltag besteht selten die Notwendigkeit, schwere Sachen zu heben. Nutze Hilfsmittel oder zerlege allzu Schweres. Du kannst zum Beispiel Getränkeflaschen einzeln tragen.

5. Führe Gewichte dicht an den Körper

Wenn es sich gar nicht vermeiden lässt, hebst du schwere Gegenstände dicht am Körper hoch und gehst in die Hocke, statt dich mit rundem Rücken herunterzubeugen.

6. Sei vorsichtig

Dein Rücken ist ein empfindsames Organ. Erschrecke und überfordere ihn nicht. Vermeide übermäßige, plötzliche und gefährliche Bewegungen in der Lendenwirbelsäule.

7. Gehe nicht ins Hohlkreuz

Das Becken ist gekippt, die Lendenwirbelsäule gekrümmt und der Bauch steht nach vorn hervor – meide diese Haltung unbedingt, denn sie belastet den Rücken ungleichmäßig.

8. Sitz gerade

Sacke beim Sitzen nicht in dich zusammen. Wenn du dich dabei erwischst, richte dich sofort wieder auf. Das gilt vor allem beim langen Sitzen vorm PC, am Steuer oder auf dem Sofa am Smartphone.

9. Meide Zwangshaltungen

Wenn du zu monotonen Haltungen oder Bewegungen in Zwangshaltungen gezwungen bist, sorge zwischendurch für Abwechslung, indem du Gegenbewegungen machst.

10. Stärke deinen Rumpf

Kümmere dich gut um deine Muskulatur im Hals-Nacken-Bereich, indem du jeden Tag Übungen machst, die deine Rumpfmuskulatur stabilisieren. Denn eine starke Körpermitte ist wichtig für die Rückengesundheit.

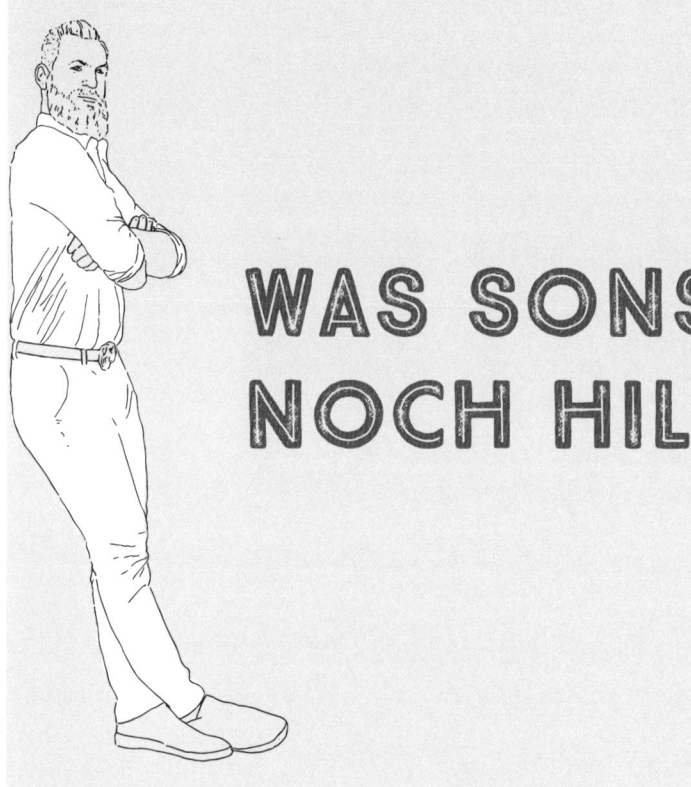

WAS SONST NOCH HILFT

Nicht jede Form der Therapie ist übermäßig anstrengend. Es gibt auch
viele sehr angenehme und entspannende
Maßnahmen zur Schmerzbekämpfung. Das
reicht von der guten alten Wärmflasche
über Massagen und Medikamente bis
zur richtigen Matratze. All das wirkt
wunderbar, aber leider nicht dauerhaft.
Nichts davon ersetzt die Bewegung.

BEWEGUNG MUSS SEIN, ABER ES GIBT AUCH ANGENEHME ERGÄNZUNGEN

Wir Menschen gehen gern den leichtesten Weg. Wir lassen uns lieber fahren, als selbst in die Pedale zu treten, und uns lieber helfen, als selbst Energie und Kraft aufzubringen und dabei auch noch zu schwitzen. Deshalb empfinden wir es natürlich als angenehmer, uns massieren zu lassen, als Muskeltraining zu machen. Dabei ist Bewegung nichts Schlechtes, sondern wohltuend für den Körper. Ob du willst oder nicht – als Rückenschmerzpatient musst du dich bewegen. Natürlich darfst du dich bei starken Beschwerden auch mal hinlegen. Ich habe unter stärksten Schmerzen auch nicht in der Gegend herumgeturnt, sondern war froh, als das Morphiumpräparat anfing zu wirken. Du solltest dich aber immer im Rahmen deiner Möglichkeiten bewegen und dich nicht einfach hinlegen.

Wochenlang zum Schonen aufs Sofa? Die Zeiten sind zum Glück vorbei

Auch wenn viele es nicht gerne hören: Wer sich bewegen kann, der kann auch arbeiten. Die Zeiten, in denen Ärzte rieten, sich wochenlang zu schonen, sind zum Glück vorbei. Natürlich kann man mit einem akuten Bandscheibenvorfall nicht jeder Arbeit nachgehen, aber eine leichte Reizsymptomatik bei ISG- oder Facettengelenksbeschwerden muss nicht zur Arbeitsunfähigkeit führen. Frei nach dem Motto „stay active – act as usual" können viele Patienten arbeiten. Ausnahme: Im akuten Schmerzstadium solltest du nicht mehr als 10 Kilo heben. Außerdem ist es wichtig, dass deine Arbeit keine Wirbelsäulenzwangshaltungen erfordert.

Wenn's um die (ehemals gelbe) Arbeitsunfähigkeitsbescheinigung geht, lassen sich zwei Typen feststellen: Es gibt Patienten, bei denen ich sofort sehe, dass sie heftige Beschwerden haben, was die Untersuchung dann auch bestätigt. Die wollen zur Arbeit. Dann gibt es andere mit leichten Symptomen, die die Diagnose gar nicht erst abwarten und schon vor der Untersuchung nach einer Arbeitsunfähigkeitsbescheinigung fragen.

Denk daran: Gefälligkeitsatteste lösen deine Probleme leider nicht

Ich würde mir billig vorkommen, wenn ich wüsste, dass die Patienten mich nur aufsuchen, damit ich ihnen unkompliziert ein Attest ausstelle. Dafür habe ich bestimmt nicht studiert. Vom volkswirtschaftlichen Schaden mal abgesehen, möchte ich den Patienten helfen, wieder gesund zu werden, und nicht Hinz und Kunz für Pillepalle krankschreiben.

Wie in anderen Berufsgruppen auch gibt es Kollegen, die da anders denken und Gefälligkeitsatteste machen. Die sind dann im Fall der Fälle aber auch mit der „echten" Rückenschmerzsituation überfordert. Zu deinem Glück (oder Pech, wie man es nimmt) machen die meisten Ärzte das aber nicht, sondern geben dir von Anfang an gute Tipps zur Selbsthilfe.

Ich habe dir in diesem Teil des Buchs einiges zusammengestellt, das dir – natürlich nur zusätzlich zur nötigen Bewegung (das kann ich gar nicht oft genug sagen) – weiterhilft und dir einen Überblick darüber gibt, was alles möglich ist. Du kannst ruhig verschiedene Maßnahmen ausprobieren und wirst bald feststellen, dass manche sogar Spaß machen. Bei akuten Schmerzen ist die Stufenlagerung, die du ja bereits kennst, die einfachste Art, um die Rückenmuskulatur zu entlasten. Aber es gibt noch mehr. Das reicht von angenehmer Wärme über Medikamente, Spritzen und passende Matratzen bis hin zu Bandagen, Orthesen und Rehasport.

THERMOTHERAPIE: WARUM WÄRME SO GUTTUT, ABER KEINEN RAUBTIERRÜCKEN MACHEN DARF

Wie die Stufentherapie gehört die Anwendung von Wärme ebenfalls zu den sogenannten symptomatischen Therapiemöglichkeiten. Das heißt: Wir lösen damit keine Ursache, aber weil der Rückenschmerz in den meisten Fällen unkompliziert ist, hilft uns das schon mal ein ganzes Stück weiter. Da Rückenschmerzen immer mit Muskelverspannungen einhergehen, ist Wärme auch bei schwerwiegenden Ursachen sinnvoll. Es geht darum, den Schmerzkreislauf und die muskuläre Anspannung zu durchbrechen. Wärme führt direkt und indirekt zur Entspannung, da die Muskeln dabei besser durchblutet werden.

Dafür reicht schon eine ganz normale Wärmflasche, die allerdings einen Haken hat: Weil's so schön ist, füllt man immer heißeres Wasser rein und merkt gar nicht, wann es zu warm am Rücken wird. Mein Tipp an alle Freunde der Gummiflasche: Bitte deinen Partner ab und zu mal, einen Blick auf deinen Rücken zu werfen. Im Spiegel kannst du das nämlich selbst nicht sehen. Entdeckt dein Partner dann ein Raubtierfellmuster auf deiner Haut, hast du es mit der Hitze übertrieben. Wenn du nicht aufhörst, droht ein Verbrühungsschaden. Das Risiko besteht übrigens auch bei Infrarotstrahlern.

Mit Mikrowellentherapiegerät kannst du dich gefahrlos bis ins tiefe Gewebe wärmen

Gefahrlos wärmen kannst du dich in Arztpraxen mit einem Mikrowellentherapiegerät. Das reizt die Haut nicht so sehr. Außerdem kann die Wärme über die Strahlung tiefer ins Gewebe eindringen. Das Gerät sieht zwar unspektakulär aus, erfüllt aber seinen Dienst. Doch du darfst eines nicht vergessen: So gut die Wärme auch tut, sie ist nicht für jeden das Mittel der Wahl. Gerade bei entzündlichen Erkrankungen kann der „wärmende Schuss" nach hinten losgehen. Die Wärme triggert entzündliche Stoffwechselvorgänge, sodass die Beschwerden schlimmer statt besser werden. Sollte das bei dir der Fall sein, ist das für deinen Orthopäden bereits ein Hinweis auf mögliche Ursachen. Eventuell hast du eine entzündliche Rückenerkrankung, die behandelt werden muss.

MEDIKAMENTE WIRKEN WUNDERBAR, SIND ABER EIN SEGEN MIT RISIKEN

„Schreiben Sie mir bitte noch Schmerzmittel auf, Herr Doktor." Diesen Satz höre ich oft, wenn die erste Behandlung abgeschlossen ist. Verständlich, dass Rückenschmerzpatienten auf Linderung hoffen. Für mich als Arzt bedeutet das: Ich muss mögliche Risiken und Komplikationen abwägen und darf die weniger „gefährlichen" Behandlungsmethoden nicht außer Acht lassen. Es muss nicht immer sofort ein verschreibungspflichtiges Medikament sein. So gibt's zum Beispiel Ibuprofen in der Dosierung von 400 mg auch ohne Rezept in der Apotheke. Je weniger Wirkstoffe, desto geringer sind die Nebenwirkungen. Insbesondere greifen Wirkstoffe wie Ibuprofen und Diclofenac die Magenschleimhaut an und können bei langfristiger Einnahme zu einem Magengeschwür führen. Ein niedrig dosiertes Medikament, das regelmäßig über den Tag eingenommen wird, wirkt konstant und belastet den Körper weniger.

Alternativ werden auch oft muskelentspannende Mittel verschrieben, die sogenannten Muskelrelaxanzien. Die wirken zum großen Teil übers Gehirn und bergen das Risiko, dass die Reaktionsfähigkeit eingeschränkt wird. Du darfst damit nicht Auto fahren und keine Maschinen betreiben.

Eine medikamentöse Schmerztherapie muss immer zur aktuellen Situtation passen

Es gibt viele entzündungshemmende Medikamente. Es bringt dir aber nichts, wenn ich die hier alle aufzähle. Genauso wenig bringt es, wenn du deinem Arzt erzählst, dass der Bruder des Nachbarn deines Onkels ein angebliches Wundermedikament bekommen hat und du das jetzt auch haben möchtest. Die Stärke der Schmerzmittel richtet sich unter anderem nach der Ursache der Beschwerden. Unspezifische Schmerzen erfordern unter Umständen eine andere medikamentöse Therapie als spezifische Ursachen. Selbst bei stärksten Schmerzen bekommt allerdings kein Patient sofort ein Morphiumpräparat auf Rezept, mal abgesehen davon, man ist selbst Arzt. Stattdessen geht's ins Krankenhaus zur weiteren Abklärung. Wenn der Arzt stärkere Schmerzmittel verweigert, liegt das nicht an seinen Budgetierungen, sondern er befürchtet die Nebenwirkungen. Eine Schmerztherapie muss immer zur aktuellen Situation passen. Das ist die eine Seite.

Vertrau deinem Arzt bei der Auswahl angemessener Medikamente. Er hat das studiert

Auf der anderen Seite sollte niemand ganz auf Schmerzmittel verzichten. Denn dann gerät er in den bereits beschriebenen Teufelskreis aus Schmerz, Fehlhaltung, Bewegungseinschränkung und neuem Schmerz. Daraus entsteht dann – oft schneller als gedacht – chronischer Schmerz.

Es gibt noch einen weiteren Punkt, den man beachten muss, wenn man Medikamente nimmt. Du darfst Medikamente, die du über einen längeren Zeitreim einnimmst, nie abrupt absetzen. Das gilt insbesondere für Morphinpräparate. Ich hatte schon nach einer Woche Morphiumgenuss zwei Tage lang einen leichten, aber trotzdem sehr unangenehmen Entzug. Vertrau deinem Arzt bei der Medikamentenauswahl; er hat das schließlich studiert.

ELEKTROTHERAPIE FÜR TECHNIKFREUNDE

Wer direkte Wärme am Körper nicht als wohltuend empfindet und technisch einigermaßen versiert ist, dem rate ich zur Elektrotherapie. Dafür hat dein Orthopäde entweder ein Gerät in der Praxis oder er schreibt dir ein Rezept für ein sogenanntes TENS-Gerät zu Hause. Abhängig von deiner Konstitution und deinen Beschwerden kannst du verschiedene Stromarten anwenden, die über Pads oder kleine feuchte Schwämmchen in deinen Körper gebracht werden. Das bewirkt, dass die Muskeln stärker durchblutet und erwärmt werden, sodass sie sich entspannen und die Schmerzen nachlassen. Der schmerzlindernde Effekt dringt tief in den Körper ein. Auch Salben gelangen mit diesem Verfahren tiefer in den Körper.

INJEKTIONSTHERAPIE: ES MUSS NICHT IMMER GLEICH DIE SPRITZE SEIN

Meine Patienten sind sehr unterschiedlich. Der eine hofft auf DIE Spritze, der andere möchte sie möglichst vermeiden. Ich kann beide verstehen. Als Arzt geht es mir gut, wenn ich bei der Injektion die Spritze in der Hand halte. Als ich nach meinem Bandscheibenvorfall plötzlich auf der anderen Seite der Behandlungsliege Platz nehmen musste und meine Kollegin mir die Spezialspritze verabreichte, war mir schon sehr mulmig zumute. Denn ich habe, wie gesagt, eine Spritzenphobie, also unbändige Angst davor, gestochen zu werden. Deshalb wundere ich mich manchmal, wie dringend einige Patienten sich eine Spritze wünschen – und zwar selbst dann, wenn sie wissen, welche Risiken und möglichen Komplikationen damit verbunden sind.

Als Arzt muss ich über Risiken aufklären, ob die Patienten das wollen oder nicht

Als Arzt bin ich rechtlich verpflichtet, meine Patienten aufzuklären. Denn schlimmstenfalls kann so eine Injektion zum Tode führen. Das möchte natürlich niemand. Deshalb halte ich mich an die Worte meines Juristen Heiko und kläre über alles Mögliche auf – ob der Patient es hören möchte oder nicht. Das mache ich nicht aus Unsicherheit. Ganz im Gegenteil: Ich habe nicht ohne Grund meine Ausbildung beim damaligen Wirbelsäulenpapst Jürgen gemacht und dabei alles über zielgerichtete Injektionen gelernt. Damals wurden in Bochum Standards entwickelt, die noch heute gültig sind und vorrangig Operationen vermeiden sollen. Wir haben an Lebenden und Toten geübt.

Bei normalem Verlauf mit mäßigen Beschwerden muss die Injektion nicht das erste Mittel der Wahl sein. Warum mit Kanonen auf Spatzen schießen, wenn Stufenlagerung, Wärme, Elektrotherapie, Krankengymnastik, gegebenenfalls in Kombination mit Medikamenten, genauso wirken? Wir Ärzte müssen uns jederzeit über die juristischen Auswirkungen unseres Handelns bewusst sein. Wir tragen die Verantwortung für die Unversehrtheit deines Körpers – und das ist bekanntermaßen das höchste Gut.

Wenn dein Arzt dir zu einer lokalen Injektion rät, dann hat er die Vor- und Nachteile und die möglichen Risiken abgewogen. Er hält die Spritze in diesem Moment für ein gutes und probates Mittel. Die Entscheidung triffst aber du. Scheue dich nicht, Ängste oder Bedenken zu äußern. Dein Arzt wird bestimmt nicht sauer sein, wenn du erst einmal eine Nacht darüber schlafen willst. Bei einzelnen Spezialspritzen fordere ich das sogar, denn die gibt es nie auf die Schnelle am Tag der Aufklärung.

Ein schwaches Betäubungsmittel fährt gereizte und erregte Nerven herunter

Wie wirkt so eine Injektion überhaupt und was spritzt der Arzt dabei? Wir nehmen Schmerzen über sogenannte Schmerzrezeptoren wahr. Der Schmerzreiz wird über Nerven zum Gehirn geleitet. Bei der örtlichen Betäubung nutzt der Arzt ein schwach konzentriertes Betäubungsmittel, wie du es wahrscheinlich vom Zahnarzt kennst. Damit kann er den gereizten und erregten Nerv herunterfahren. Er blockt den Schmerz und verbessert die Durchblutung im Injektionsbereich. Damit sie langfristig wirkt, sollte diese therapeutische Lokalanästhesie mehrmals wiederholt werden. Der Erfolg basiert auf einer Desensibilisierung der gereizten Nervenfasern. Die Schmerzphase wird kürzer und weniger heftig. Solche Spritzen können beim akuten und beim chronischen Geschehen zur Anwendung kommen, um den Teufelskreis aus Fehlhaltung, Nervenreizung, Muskelverspannung, Schmerz und neuer Fehlhaltung zu unterbrechen. Die Wiederholungen führen in der Regel dazu, dass der Nerv wieder in seinen Normalzustand übergeht und der Schmerz abklingt.

Wie bei allen Injektionen müssen Ärzte unterscheiden zwischen sensiblen Nervenfasern, die den Schmerz weiterleiten, und motorischen Nervenfasern, die die Muskeln steuern. Wir sollen dabei normalerweise nur die sensiblen Nervenfasern beeinflussen; schließlich muss der Patient ja noch auf seinen eigenen Beinen die Praxis verlassen.

Dennoch kommt es immer wieder mal vor, dass auch der motorische Teil lahmgelegt wird. Dann musst du als Patient eine gewisse Zeit in der Praxis bleiben und darfst dich keinesfalls sofort ins Auto setzen. Eventuell stellst du nämlich unterwegs fest, dass du ein Bein nicht mehr richtig bewegen kannst, was beim Autofahren übel enden kann. Grundsätzlich ist es also besser, einen Fahrer dabeizuhaben. Sobald dein Schmerz nachlässt, darfst du dich freuen, aber nicht auf dem Erfolg ausruhen. Du musst deine aktive Therapie mit Bewegungsübungen und physikalischen Maßnahmen intensivieren.

Die Spritze mit Kortisonzusatz bekämpft Entzündungen an der Nervenwurzel

Warum empfehlen manche Ärzte Kortison als Zusatz, wenn das Lokalanästhetikum doch schon zum Erfolg führt? Das liegt an einer Entzündungsreaktion am Nerven beziehungsweise an der Nervenwurzel. Die kann beim Bandscheibenvorfall durch Druck von Bandscheibengewebe gereizt sein.

Das gilt insbesondere dann, wenn der Zustand über einen längeren Zeitraum besteht und somit chronisch ist. Bei Entzündungen werden schmerzproduzierende Stoffe ausgeschüttet, die den eigentlichen Schmerz verstärken können. In so einem Fall bietet es sich an, das reine Lokalanästhetikum mit einem Kortisonpräparat zu ergänzen – so wie ich es in meinem eigenen Fall auch gemacht habe.

Das war bis vor ein paar Jahren noch eine Kassenleistung, muss aber inzwischen privat bezahlt werden, da es sich dabei um einen Off-Label-Use handelt, also um ein Medikament ohne offizielle Zulassung. Eigentlich verwunderlich, denn Generationen von Ärzten haben das schon vor mir so praktiziert und lassen es auch immer noch machen, wenn sie selbst behandelt werden müssen. Zwar gibt es Ausnahmen, die erfordern aber eine CT-Kontrolle, bei der man sich wiederum einer gewissen Röntgenstrahlung aussetzen muss. Das war für mich der Grund, darauf zu verzichten. Schließlich kann der erfahrene Mediziner sich auch an den anatomischen „landmarks", die er ertastet, im Regelfall sicher orientieren und so auf die Röntgenstrahlung verzichten.

Im Regelfall wirkt das Kortison aus der Spritze nicht im ganzen Körper

Das Kortison schwächt die Entzündungsreaktion, sodass der entzündlich angedickte Nerv wieder abschwellen kann. Da wir hier nur mit minimalen Dosierungen arbeiten, wirkt das Kortison im Regelfall nicht systemisch, also nicht im ganzen Körper. Wenn man hingegen Kortisontabletten bekommt, hat das Folgen für den ganzen Körper. Bei längerem „Genuss" verschlechtert sich der Stoffwechsel und die Patienten nehmen zu. Wichtig zu wissen: Eine Injektion muss immer zielgerichtet sein. Also sollte die Ursache identifiziert werden. Wenn der Nerv weder entzündet ist noch gedrückt wird, ist die Injektion eher nicht angebracht. Wenn wir uns ins Gedächtnis rufen, dass in 80 Prozent der Fälle keine strukturelle Ursache vorliegt, sondern die Beschwerden einen funktionellen Grund haben, erkennen wir schnell, dass die Spritze kein Allheilmittel ist. Sie kann aber eine Operation verhindern.

Wenn sie aber zur Anwendung kommt, wird sie nicht irgendwo gesetzt. Die Nadel erreicht die Struktur beziehungsweise das Gebiet, in dem die Schmerzursache liegt. Kommt der Schmerz von gereizten Facettengelenken (das sind die, mit denen die Wirbelkörper miteinander verzahnt sind), erfolgt eine Facetteninfiltration. Liegt eine Verengung des Rückenmarkkanals (knöchern und/oder durch Bandscheibengewebe) mit Druck auf den Nerv vor, bietet sich die sogenannte epidurale Injektion (auch als Epi bezeichnet) an. Das ist aber keine Spritze auf die Schnelle. Denn dabei müssen Herz, Puls und Sauerstoffsättigung im Blut kontrolliert werden. Der Patient bleibt danach mindestens eine Stunde zur Kontrolle in der Praxis und wird nochmals neurologisch untersucht, bevor er geht. Schließlich möchte ich sicher sein, dass er die volle Kontrolle über seine Muskeln und Reflexe hat, bevor ich ihn wieder auf die Straße lasse. Du merkst: Das Ganze ist aufwendig und muss gewissenhaft geplant werden. Leider lernen immer weniger Ärzte diese Technik, da die entsprechende Ausbildung im Rahmen von Umstrukturierungen in den Krankenhäusern an Bedeutung verloren hat. Was das für die Patienten bedeutet, erfährst du im Kapitel „Operationen am Rücken" auf Seite 186.

Im Halswirbelbereich sind die anatomischen Verhältnisse mitunter sehr tricky

Der Spinalnerv kann auch von der Seite mittels Injektion angegangen werden. Der Arzt spricht dann von der sogenannten Spinalnervenanalgesie. Mein Chef Jürgen hatte dafür im Lendenwirbelsäulenbereich den Begriff „LSPA" (lumbale Spinalnervanalgesie) und im Halswirbelsäulenbereich den Begriff

„CSPA" (cervicale Spinalnervanalgesie) geprägt. Das musst du jetzt aber nicht auswendig lernen. Während ich die CSPA in meiner Ausbildung auch noch „frei Hand" gelernt habe, führe ich sie mittlerweile nur noch unter CT-Kontrolle durch, da die anatomischen Verhältnisse im Halswirbelsäulenbereich mitunter sehr tricky sein können. Da möchte ich meine Patienten auf keinen Fall gefährden. Auch bei schwierigen anatomischen Verhältnissen im Lendenwirbelsäulenbereich wird unter CT-Kontrolle injiziert. Vielleicht studierst du zufällig Medizin und kennst diese CT-gesteuerte Injektion unter dem Begriff „PRT", der für periradikuläre Therapie steht.

Bessere Geräte verringern die Strahlenbelastung, aber besser als wenig Strahlung ist nun mal keine Strahlung

Zum Glück hat sich die Strahlenbelastung durch immer bessere Geräte in den letzten Jahren reduziert. Aber das heißt nicht, dass man sorglos damit umgehen kann. Nach wie vor sollte man sich an die Devise halten: Besser als wenig Strahlung ist nun mal keine Strahlung. Bei mir gilt: Was ich mir selbst ersparen möchte, darauf sollten auch meine Patienten bestenfalls verzichten können. Ich kläre verständlich auf, mache vielleicht eine Skizze dazu oder zeige am Modell, was ich vorhabe. Um den großen Moment zu entschärfen, habe ich ein paar Sprüche auf Lager und summe oder singe auch gerne mal ein Liedchen.

BANDAGEN UND ORTHESEN:
VERTRAUEN IST GUT, KONTROLLE BESSER

Rückenbandagen und -orthesen sind orthopädische Hilfsmittel, die unseren Rücken entlasten, aufrichten, stabilisieren und unterstützen können. Als ich meine starken Rückenschmerzen hatte, war eine Orthese mein ständiger Begleiter. Während die Bandagen eher elastisch sind, ist die Orthese starr beziehungsweise steif. Bei beiden kann eine sogenannte Pelotte, eine Art Polster, mit eingearbeitet sein, die auf einen bestimmten Bereich verstärkt Druck ausübt. Erfahrungsgemäß gibt es nicht die eine Orthese, die bei jedem Patienten perfekt passt.

Ich habe mehrere ausprobiert, bis ich die beste für mich fand. (An dieser Stelle noch einmal Dank an meinen Orthopädietechnikermeister Michael, der große Geduld bei den Anproben aufbringen musste.) Als Arzt kann ich meinem Patienten entweder eine spezielle Orthese aufs Rezept schreiben oder die Art vorgeben und das Sanitätshaus zusammen mit dem Patienten entscheiden lassen, welche angemessen ist. Vertrauen ist dabei gut, aber Kontrolle besser. Deshalb nehme ich meinen Patienten die Orthese bei einer Kontrolluntersuchung ab. Manchmal sehe ich, dass sie ein Modell gewählt haben, das in erster Linie billig ist. Das hilft nicht unbedingt weiter.

Bitte tu dir und mir den Gefallen und kauf keine günstige Bandage vom Discounter. Denn weder du noch der Supermarktverkäufer kennen sich auf diesem Gebiet aus. Auch wenn es verlockend erscheint, für wenig Geld etwas zu kriegen, was die Schmerzen vielleicht lindert, solltest du davon absehen. Geh lieber zu einem Facharzt beziehungsweise in ein gutes Sanitätshaus.

Eine Rückenorthese wärmt, richtet auf, flacht ein Hohlkreuz ab und nimmt Druck

Vielleicht wunderst du dich, dass ich sonst immer aktive Maßnahmen predige und jetzt plötzlich ein passives Hilfsmittel empfehle. Wie passt das zusammen? Du musst wissen: Eine Rückenorthese wirkt über verschiedene Mechanismen. Zum einen ist es unter ihr schön warm. Wie wir bereits gelernt haben, verbessert Wärme die Durchblutung, macht die verspannte Muskulatur weicher und fördert die Entschlackung des Gewebes, sodass Schmerzstoffe besser abfließen können. Zum anderen richtet sie den Körper auf. Das ist wichtig, weil degenerative Veränderungen und ein Hohlkreuz den Druck auf die hinteren Teile der Wirbelsäule erhöhen. Da in diesem Bereich die empfindlichen Nerven verlaufen, werden sie verstärkt gereizt. Die Orthese flacht das Hohlkreuz ab und nimmt den Druck vom Nervengeflecht. Sie richtet den Körper nicht nur auf, sondern erweitert dabei auch die Zwischenwirbellöcher, durch die die Nerven laufen. Die Folge: Du hast weniger Schmerzen und kannst dich wieder besser und mehr bewegen.

Das wissen viele Physiotherapeuten und Sanitätshausangestellte leider nicht. Vielfach hält sich der Irrglaube, dass Bandagen und Orthesen zum Abbau von Muskelgewebe führen. Ärzte nennen das Muskelatrophie. Also wird empfohlen, die Hilfsmittel nicht konsequent über mehrere Stunden am Tag zu tragen. Das ist nicht nur falsch, sondern oft auch kontraproduktiv, denn die schmerzauslösenden Bewegungen können durch die stabilisierende Orthese nicht ausgeführt werden.

Ich bin zwar anfänglich mit meinem Rückenpanzer steif durch die Praxis gelaufen, aber ich bin gelaufen. Die Orthese gab mir Sicherheit. Der Druck auf meine gereizten Nerven war reduziert. Ich konnte mich besser bewegen und hatte keine Angst, dass der fiese Rücken- oder Beinschmerz plötzlich einschießt. Ohne die Orthese hätte ich viel mehr Zeit in der Stufenlagerung verbringen müssen. Allerdings sind die Panzer keine Dauerlösung. Man darf nicht den Fehler machen, sich für immer und ewig darauf zu verlassen. Wie jedes passive Hilfsmittel sind Orthesen dazu da, dass man selbstständig und aktiv gegen seine Beschwerden vorgehen kann. Ziel muss es sein, sie nach drei Monaten nicht mehr zu brauchen. Bist du wieder glücklich und schmerzfrei, solltest du die Stütze nicht gleich wegwerfen. Es gibt zwei gute Gründe, sie zu behalten: Zum einen ist das Ding ein gutes Mahnmal, das dich daran erinnert, weiter konsequent und regelmäßig deine Muskeln zu trainieren. Zum anderen kannst du leider nie ganz sicher sein, dass der Rückenschmerz – aus welchem Grund auch immer – nicht doch noch mal auftaucht. Dann ziehst du deinen Panzer schnell wieder an, bevor es schlimmer wird.

Krankengymnastik ist bei Patienten beliebt. Die meisten hoffen dabei auf eine wohltuende Massage. Es gibt schließlich kaum etwas Schöneres, als wenn flinke Finger geschickt über den eigenen Körper gleiten und ein wohliges Gefühl hervorrufen. „Ich lege mich auf die Behandlungsliege und lasse meine verspannten Muskeln weich massieren. Dafür zahle ich schließlich meinen Krankenkassenbeitrag", mag so mancher denken. Natürlich tun Massagen und körperliche Zuwendung gut. Aber beseitigen sie auch die Ursache? Die ernüchternde Antwort ist: im Regelfall nicht. Zumindest nicht langfristig.

Muskelverspannungen lassen sich gut mit einer Massage lockern, aber das reicht nicht aus

Muskeln verspannen bei einem muskulären Ungleichgewicht. Monotones Arbeiten oder Sitzen mit immer wiederkehrenden Bewegungen führen zur sogenannten Muskeldysbalance. Arbeiten in Zwangshaltung verkürzt die Muskeln auf der einen Seite und überdehnt sie auf der anderen. Der Körper merkt das und reagiert mit einer Muskelverspannung. Die lässt sich tatsächlich gut per Massage lockern.

Doch um damit beschwerdefrei zu werden, müssten wir jemanden haben, der massiert und massiert und massiert. Leider (oder zum Glück) lässt sich das nicht über unser Gesundheitssystem finanzieren. Ich finde das ehrlich gesagt ganz gut. Denn wir sind auch ohne diesen Luxus ausreichend versorgt. Mit „ausreichend" vergebe ich in diesem Fall nicht die Note vier, sondern bestätige die Effektivität dieses Systems. Als Arzt im Gesundheitssystem muss ich zwei Aufgaben erfüllen: effektiv mit den finanziellen Ressourcen wirt schaften und gleichzeitig die Patienten optimal und nachhaltig behandeln.

Insbesondere auf die Nachhaltigkeit lege ich großen Wert. Die Massage wirkt nur kurzfristig, ist also nicht nachhaltig. Spätestens drei Tage danach handelt unser Körper wieder gegen uns; die untrainierte Muskulatur verkrampft sich erneut. Wenn jemand dieses Spielchen jahrelang spielen möchte, werde ich garantiert nicht mitspielen. Denn mein Ziel ist es, genau das zu beenden, damit meine Patienten sich wieder auf die vielen anderen schönen Dinge des Lebens konzentrieren können. Ich gehöre nicht zu den Ärzten, die stumpf ein Krankengymnastikrezept ausfüllen, damit die Patienten nur massiert werden und alle drei Monate mit den gleichen Beschwerden wieder kommen. Ich höre lieber, dass es jemandem langfristig besser geht. Das schaffen wir mit gezielter Krankengymnastik.

Bei körperlichen Einschränkungen kommen Therapeuten zu dir nach Hause

Zum besseren Verständnis darfst du ruhig einmal über den Sinn der Krankengymnastik nachdenken. Was ist das eigentlich genau? Es handelt sich dabei um Maßnahmen, die die Therapie und die Vorbeugung bei verschiedenen Erkrankungen, Schmerzen, Beschwerden und Verletzungen unterstützen. Physiotherapie ist ein ärztlich verordnetes Heilmittel.

Dabei kommen aktive und passive Techniken zum Einsatz. Betrachte vor allem die Anregung zu Aktivitäten nicht als lästiges Übel, das du mitnehmen musst, um an Massagen, Wärmepackungen und Co. zu kommen. Denn gezielte Bewegung ist es, was dir auf Dauer weiterhilft. Selbst wenn du nicht mehr aus dem Haus kommst, ist die sogenannte mobile Physiotherapie noch sinnvoll für dich. Bei entsprechenden körperlichen Einschränkungen kommen die Therapeuten auch zu dir nach Hause.

In 20 Minuten Behandlungszeit ist Aufklärung nicht einfach, aber möglich

Die Physiotherapeuten haben das gleiche Probleme wie wir Ärzte. Es gibt einige, die einfach machen, was die Patienten wünschen, statt zielgerichtet zu arbeiten. Schließlich ist jeder Patient auch in der Physiopraxis ein Kunde. Und wer möchte als betriebswirtschaftliches Unternehmen schon seine Kunden vergraulen? Ich plädiere deshalb für eine Kombinationsbehandlung. Natürlich kann die Therapie Elemente einer Massage enthalten, aber der Krankengymnast sollte seine Patienten auch aufklären und ihnen Übungen für zu Hause zeigen. Das ist in 20 Minuten Behandlungszeit nicht einfach, aber möglich.

Wichtig ist auch, dass Therapeut und Arzt sich nicht gegenseitig schlecht reden. Das verunsichert die Schmerzgeplagten und führt nicht zum Ziel. Ich habe zu den Krankengymnastikpraxen in meiner Umgebung ein gutes Verhältnis. Wie tauschen uns aus; niemand würde auf die Idee kommen, die eine Praxis schlecht zu machen und die andere in gutem Licht dastehen zu lassen. Ein Arzt sollte das Rezept nutzen, um aufzuschreiben, wie und mit welchem Ziel behandelt werden soll, um den Therapeuten einen Leitfaden an die Hand zu geben.

Falls dein Arzt dir nicht die erhofften sechs, sondern nur vier Einheiten verordnet, wundere dich nicht. Es kommt nicht auf die Menge, sondern auf die Qualität an. Als Kassenarzt bin ich zur Verlaufs- beziehungsweise Qualitätskontrolle verpflichtet. Deshalb lasse ich mir die Übungen meist zeigen, die die Patienten gelernt haben.

In der Praxis für Physiotherapie musst du nicht gegen Bodybuilder antreten

Neben der Einzel-Krankengymnastik gibt es auch Krankengymnastik an Geräten, die vergleichbar mit Maschinen aus dem Fitnessstudio sind. Leider kannst du dich da auch nicht einfach draufsetzen und dich passiv durchbewegen lassen. Das kann nur die sogenannte Rüttelplatte. Nein, du musst aktiv und eigenständig unter Anleitung des Krankengymnasten trainieren. Der Rückenschmerzgeplagte hat in der Regel eine zu schwache Rumpfmuskulatur oder eine Dysbalance. Das heißt: den inneren Schweinehund besiegen und Muskeln aufbauen. Vielleicht tröstet es dich zu wissen, dass du in so einem Gerätezirkel beim Krankengymnasten nicht allein bist. Hier triffst du keine aufgestylten Fitnessgirls und -boys und musst auch nicht gegen Bodybuilder antreten. Du wirst stattdessen von Leidensgenossen umgeben sein, die ebenfalls an effektives Muskeltraining herangeführt werden.

Bist du nach einiger Zeit sicher, wirst du flügge und darfst das Nest der Physiotherapeuten verlassen. Krankengymnastik am Gerät ist im Gesundheitssystem keine Dauertherapie. Sie soll nur den Grundstein für eigenständiges Training im Fitnessstudio oder im Gesundheitszentrum legen.

Rehasport ist als Sprungbrett in eigenständige körperliche Aktivitäten gedacht

Nicht jeder kann sich zu Hause allein zur Bewegung aufraffen oder findet den Weg ins Fitnessstudio. Für alle Patienten, die mit Training direkt an Geräten überfordert sind, hat das Gesundheitswesen den Rehasport eingeführt. Dabei handelt es sich um eine ergänzende Maßnahme in einer Rehasport-Gruppe, mit der Kranke, Behinderte und von einer Behinderung Bedrohte wieder ins Arbeitsleben oder in die Gesellschaft eingegliedert werden sollen. Rehasport ist als Sprungbrett in eigenständige körperliche Aktivitäten gedacht. Dein Arzt kann ihn dir verordnen. Denn Krankenkassen, Rentenversicherung oder Unfallversicherung haben erkannt, dass Rückenschmerzen möglichst in einem frühen Stadium mit Bewegung angegangen werden müssen. Deshalb haben die Kassen und Versicherungen auch ein großes Interesse, ihre Mitglieder in Schwung zu bringen. Bewegung in der Gruppe fördert nicht nur das körperliche Wohl, sondern wirkt sich auch positiv auf die Seele aus. Zwar ist der Rehasport für alle Altersklassen von 18 bis über 100 offen, dennoch gehen meist Ältere hin. Da die sozialen Kontakte mit zunehmendem Alter oft abnehmen, macht es vielen Spaß, dort Gleichgesinnte zu treffen und gemeinsam gegen den Schmerz zu kämpfen.

FLEXIBILITÄTSTRAINING: DEHNEN UND STÄRKEN IM RICHTIGEN MASS

Beim Thema Krankengymnastik haben wir von Maßnahmen erfahren, mit denen wir die geschwächte Muskulatur trainieren können. Dies ist erforderlich, wenn Muskeldysbalancen bestehen. Bei genauerer Betrachtung dieser Dysbalancen fällt auf, dass neben den geschwächten überdehnten Muskeln auf der einen Seite die Muskulatur auf der Gegenseite meistens verkürzt ist.

Deshalb sind zwei Dinge wichtig: Zum einen musst du die geschwächte Muskulatur trainieren, zum anderen die verkürzten Muskeln auf der Gegenseite dehnen. Der Büro-Nacken und der Gamer-Oberkörper sind typische Beispiele dafür. Die Schulter-Nacken-Muskulatur ist überdehnt, während sich die Brustmuskulatur verkürzt. Wenn wir nun die hintere Muskulatur stärken, lassen die Beschwerden nach. Ob sie komplett weggehen, hängt auch davon ab, ob wir die verkürzte Muskulatur aufdehnen und dadurch wieder auf die normale Länge bringen.

166

Im Beruf sind leider meistens immer die gleichen Bewegungsabläufe gefordert

Du siehst: Auch wenn du jeden Tag körperlich aktiv bist, ist das kein Garant dafür, dass dir nichts wehtut. Du musst dich ausgeglichen bewegen. Leider gibt es nur wenige Berufe, in denen das möglich ist. Meistens macht man immer die gleichen Bewegungsabläufe oder steckt in der immer gleichen Zwangshaltung. Deshalb reicht es so gut wie nie, körperlich zu arbeiten und sonst nichts zu tun. Der Lagerarbeiter, der Pakete stemmt, bewegt sich zwar und trainiert seine Muskeln, aber leider nur einseitig. Der Büroarbeiter sitzt überwiegend. Er hat meist erst Nackenprobleme und dann Schmerzen im unteren Rückenbereich. Spätestens wenn ein Mitarbeiter zunehmend länger arbeitsunfähig ist, wird das auch den Arbeitgebern klar. Sie investieren dann in das betriebliche Gesundheitsmanagement. Es werden ergonomische Bürostühle und höhenverstellbare Schreibtische angeschafft. Als Arzt bestätige ich die Notwendigkeit per Attest, wenn es darauf ankommt.

Es gibt mehrere Muskeln, die zur Verkürzung neigen. Dazu gehören zum Beispiel die Hüftbeugemuskulatur (M. iliopsoas), die Beinstreck- (Mm. quadriceps femoris) und Beinbeugemuskulatur (ischiocrurale Muskulatur), die Oberschenkelzusammenziehmuskeln (Adduktoren), die Muskulatur des unteren Rückens, die Brustmuskulatur (M. pectoralis major), die Muskulatur des Schulter-Hals-Bereichs und die Wadenmuskulatur (M. gastrocnemius und M. soleus). Wenn du viel sitzen musst, beugst du die Hüft- und Kniegelenke permanent. Leider sind die Muskeln so konzipiert, dass sie sich in dieser Position entspannen. Da ein entspannter Muskel nicht belastet wird, kann er sich ausruhen. Diese Ruhe führt auf Dauer zu einer Verkürzung. Zwar stehen wir hin und wieder auf, überdehnen das Hüftgelenk dann aber nicht und strecken auch die Beine nicht forciert aus. Unser Körper arbeitet da ganz pragmatisch nach dem Prinzip: Was nicht gebraucht wird, lasse ich verkümmern.

Das Ungleichgewicht nagt am Material, im Alter wird der Bootsmast brüchig

Das spart zwar kurzfristig Energie, auf lange Sicht resultiert daraus aber das muskuläre Ungleichgewicht. Wir können das mit dem Mast eines Segelboots vergleichen. Unter gleichmäßiger Spannung steht er schön aufrecht. Ist die Spannung auf einer Seite stärker, werden die Holzfasern auf der anderen Seite gestaucht. Davon sieht man lange nichts. Erst mit dem Alter wird der Mast brüchig, kann dem Wind nicht mehr standhalten und knickt ein. Bei uns Menschen ist das nicht anders. Wir können auch mit einer ungleichen Muskelspannung noch lange aufrecht laufen und uns bewegen. Aber die Dysbalance nagt an uns. Um das zu verhindern, müssen wir unsere Muskeln nicht nur trainieren, sondern auch flexen.

Die Folgen zeigen sich erst später: Kannst du dir noch allein die Schuhe anziehen?

Das überrascht nicht nur Nicht-Sportler. Auch Freizeitathleten ignorieren es häufig. Sie trainieren zwar ihre Muskeln und stärken ihre Ausdauer, aber danach ist dann Schluss. Die Folgen zeigen sich erst in späteren Lebensjahren. Zum Beispiel, wenn jemand nicht mehr allein seine Schuhe anziehen kann, weil die Rückseite des Körpers dafür nicht mehr dehnbar genug ist. Natürlich kannst du in Treter steigen, die so locker am Fuß hängen, dass du dich zum Reinschlüpfen nicht bücken musst. Wenn du nicht mehr weit genug herunterkommst, um eine Schleife zu binden, helfen auch Klettverschlüsse. Aber willst du das wirklich? Vielleicht schon mit Mitte 40?

Beweglichkeit umfasst nicht die Frage „Komme ich noch in meine Schuhe oder nicht?". Es geht dabei um den Aufbau des Körpers: Bänder, Muskeln und Sehnen wirken effektiver zusammen, wenn sie flexibel sind, denn sie können dann den vollen Bewegungsspielraum eines Gelenks ausschöpfen. Wenn du das gute Gefühl hast „Ich bin beweglich", bist du in der Lage, alle Bewegungen sauber auszuführen, die die Natur einem gesunden Körper mit auf den Weg gegeben hat.

Dehnen als Therapie gegen Rücken setzt sich erst sehr langsam durch

Im Hochleistungssport ist das schon lange bekannt, bei der allgemeinen Rückenschmerzbehandlung setzt es sich erst langsam durch. Neben effektiven Übungen für zu Hause gibt es mittlerweile in vielen Studios und Gesundheitszentren entsprechende Dehnungszirkel. Ich bezeichne die Stationen als Holzfolterinstrumente – zum einen, weil sie oft aus Holz sind, und zum anderen, weil richtiges Aufdehnen schmerzt. Wer bei seinem Dehnungstraining keinen leichten Schmerzreiz spürt, der flext nicht richtig. Bis auf meine Tochter muss bei uns in der Familie jeder flexen. Meine Frau (auch wenn sie einen höhenverstellbaren Schreibtisch im Büro hat), mein Sohn, der als Profi-Gamer viel vorm PC sitzt, und natürlich auch ich.

BECKENBODENTRAINING: GUT GEGEN SCHMERZEN UND FÜR DIE MANNESKRAFT

Du weißt es ja bereits: Beckenbodentraining hat mir geholfen, obwohl ich mich am Anfang innerlich dagegen gesträubt habe. Inzwischen danke ich meinem Physiotherapeuten, dass er mich damit vertraut gemacht hat und nicht nur mir, sondern auch vielen anderen Patienten half, an die ich es weitergegeben habe.

Versuchen wir mal, dem Geheimnis des Beckenbodentrainings auf die Spur zu kommen, und starten mit der Frage: Was ist der Beckenboden? Er ist zum einen der bindegewebig-muskulöse Boden der Beckenhöhle des Menschen, der verhindert, dass die inneren Organe unten aus uns herausrutschen. Zum anderen besteht er aus verschiedenen Muskeln und arbeitet mit der Bauch- und Rückenmuskulatur zusammen. Deshalb können wir aufrecht gehen. Das hört sich erst einmal gut an, hat aber einen Haken: Schwächelt der Beckenboden, ist die aufrechte Haltung in Gefahr. Rückenschmerzen drohen. Im Umkehrschluss: Machst du Haltungsfehler, leidet dein Beckenboden.

Blasensenkung und Harninkontinenz sind manchmal Vorboten von Rückenschmerzen

Hier greifen die Systeme ineinander. Blasensenkung und Harninkontinenz können daher auch mal anzeigen, dass Rückenschmerzen bevorstehen. Jeder Muskel des Beckenbodens (das sind im Normalfall mehr als sechs) arbeitet nicht für sich, sondern in einer Muskelkette. Es ist nicht möglich und auch nicht erstrebenswert, einen Muskel allein und gezielt anzusteuern. Denn es geht immer um alle. Der Beckenboden ist die Unterlage unseres Körperkerns und das zentrale Element zwischen der vorderen und hinteren Muskelkette. Er hat deshalb einen entscheidenden Einfluss auf unsere Rückengesundheit.

Warum ist Beckenbodentraining – ich bezeichne es auch BeBo-Training – so effektiv bei spezifischen und unspezifischen Rückenschmerzen? Um diese Frage zu beantworten, musst du wissen: Durch Druck von Bandscheibe oder Spinalkanalstenose auf den Nerv kann die Reizweiterleitung an die Muskeln gestört sein, die die Wirbelsäule stabilisieren. Die Folge: Die sehr kleinen, aber für die Rückenstatik sehr wichtigen Muskeln werden geschwächt. Spannst du die Beckenbodenmuskulatur an, kannst du diese Minimuskeln erreichen und stärken. Nach außen wird unser Becken von einem knöchernen Beckenring begrenzt. Dieser Beckengürtel besteht aus mehreren Knochen, die fest miteinander verbunden sind: das Hüftbein mit dem Schambein, Sitzbein, Darmbein und dem Kreuzbein, auf das sich die Lendenwirbelsäule stützt. Das Kreuzdarmbeingelenk (Iliosakralgelenk) ist für mich ein wichtiges und zentrales Gelenk. Wird es instabil, entstehen Probleme. Das Gelenk kann zum Beispiel durch eine Schwangerschaft seine Stabilität verlieren. Wenn die davon betroffene Frau dann noch joggen geht, ist das Gelenk deutlich überbelastet und die Instabilität kann zunehmen.

Männer aufgepasst: Ein schwacher Beckenboden gefährdet die Potenz

Der Beckenboden muss nicht nur der Schwerkraft trotzen, er muss sich auch an unseren Haltungs- und Bewegungsstil anpassen. Wer viel sitzt und sich dabei nach vorn neigt, drückt seinen Beckenboden nach unten. Bei Übergewicht hat der dann viel zu erdulden. In der Regel meistert er das mit Bravour. Nur manchmal muss er bei Frauen eine „Träne" vergießen. Der Arzt spricht von Harninkontinenz. Wenn du ein Mann bist und jetzt denkst: „Wie gut, dass ich keine Frau bin", muss ich dich enttäuschen. Uns Männer trifft's auch schlimm. Ein schwacher Beckenboden macht nicht nur Rücken, sondern gefährdet auch die Potenz. Also gut aufpassen, liebe männliche Leser. Spätestens jetzt habe ich eure volle Aufmerksamkeit.

Mit zunehmendem Alter wird das Thema zum Problem, auch wenn es niemand zugeben möchte. Man(n) sucht also nach Gegenmitteln. Da du mich inzwischen kennst, weißt du, dass ich kein Blatt vor den Mund nehme. Obwohl ich als Beckenbodenathlet ja eigentlich nur meinen Schmerz bekämpfen wollte, half mir das Training auch auf diesem Gebiet – und zwar in einem Maße, das ich vorher nicht für möglich gehalten hätte. Nimm die Aussicht auf diesen wichtigen Nebeneffekt ruhig als Motivation, um immer schön meine BeBo-Übungen zu machen. Die findest du auf Seite 172.

Konzentriertes Training zu Hause mit regelmäßigem Wechsel der Intensität

Noch ein paar Worte zum Thema Beckenbodentraining: Baue die Übungen für zu Hause regelmäßig in deinen Alltag ein, sodass sie zur Routine werden. Dann vergisst du sie auch nicht mehr so leicht. Es dauert vielleicht ein bisschen, bis du ein Gefühl für die Muskulatur in der Körpermitte bekommst. Denn anders als Bizeps und Trizeps bleiben die Beckenbodenmuskeln von außen unsichtbar. Trainiere deinen BeBo mit Ruhe und Konzentration. Achte dabei auch auf eine tiefe, entspannende Atmung. Spüre in dich hinein, wo du welche Muskeln stärkst. So unterstützt du deine Arbeit auch mental. Wechsel die Intensität, also mal ein paar Sekunden (oder Atemzüge) lang ganz fest anspannen, dann wieder locker lassen und dann etwas weniger fest anspannen. Mit unterschiedlichen Belastungen werden die Muskeln besonders wirksam trainiert.

Auch hier gilt: Trainiere mit Geduld und erwarte nicht zu schnell Erfolge. Bedenke, dass nicht jeder diese Form von Übungen sofort allein lernen kann. Manchmal gelingt es erst nach zwei bis drei Wochen, die Beckenbodenmuskulatur anzuspannen. Ich lade meine Patienten sechs Wochen nach der Anleitung zum Beckenbodentest ein. Dafür gibt es ein Gerät zum Draufsetzen, das die Druckentwicklung zwischen den Pobacken misst. So lässt sich der Trainingsfortschritt dokumentieren.

MEIN ZAUBERMITTEL: ÜBUNGEN FÜR DIE BECKENBODENMUSKULATUR

Wir nehmen diese Muskeln meist erst bewusst wahr, wenn sie uns Probleme bereiten. Dabei helfen sie nicht nur während der Therapie, sondern auch davor und danach. Rückenpatienten machen ihr Beckenbodentraining am besten regelmäßig jeden Tag. Das geht auch unauffällig zwischendurch.

1. ANSPANNEN UND LOCKER LASSEN

Du legst dich auf eine Matte und stellst dir vor, du müsstest zur Toilette; es wäre aber keine in der Nähe. Also anspannen (Harnröhre, After, Scheide) und dabei das Steißbein gefühlt leicht nach vorn drücken. 5- bis 10-mal abwechselnd anspannen und locker lassen.

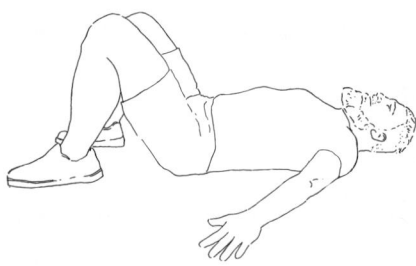

2. ZUSAMMENZIEHEN

Für diese Übung setzt du dich auf einen Stuhl und schiebst deine Hände unter dein Gesäß, sodass du deine Sitzbeinhöcker spürst. Versuche nun, die beiden Höcker zueinanderzuziehen. 5- bis 10-mal an- und entspannen.

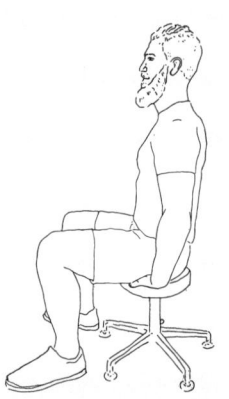

3. DRUCK GEGEN DIE BEINE

Du bleibst gleich auf dem Stuhl. Die Beine sind hüft-breit geöffnet und du drückst mit beiden Händen gegen die Innenseite der Knie, um die Beine nach außen zu schieben, hältst aber gleichzeitig mit den Knien dagegen. Dabei spannst du deinen Becken-boden an. 5- bis 10-mal drücken und lösen.

4. FÜSSE HEBEN

Während deine Beine angewinkelt auf dem Boden stehen, spannst du den Beckenboden an, hebst abwechselnd einen Fuß jeweils ein paar Zentimeter hoch, hältst ihn einen Moment in der Luft und setzt ihn langsam wieder ab. 3- bis 5-mal auf jeder Seite.

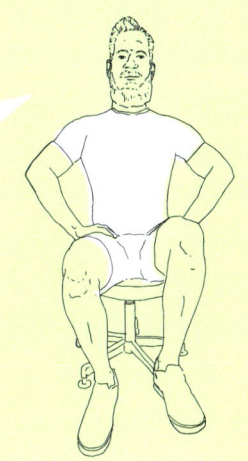

5. HOCH DAS BECKEN

Leg dich für diese Übung auf den Rücken. Die Beine sind leicht angewinkelt, der Beckenboden angespannt. Jetzt hebst du das Becken hoch. Von den Knien bis zu den Schultern soll eine gerade Linie entstehen, die du ein paar Sekunden hältst. Dann das Becken wieder absenken. 3 bis 5 Wiederholungen.

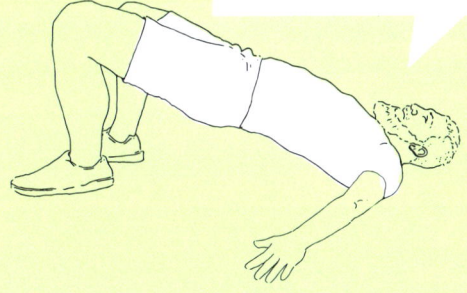

WARUM DU MANUELLE THERAPIEN BESSER FACHLEUTEN ÜBERLÄSST

Es gibt auch Fälle, in denen Bewegung nicht ausreicht. Wenn's am Gelenk „hängt", müssen Krankengymnasten oder Orthopäden ran. Nicht umsonst habe ich die Zusatzbezeichnung Chirotherapie/manuelle Therapie und renke meine Patienten ein, wenn's sein muss. Das wird auch als Manipulation oder Einrenken mit Impuls bezeichnet.

Vielleicht kennst du das noch aus dem Sportverein. Der Verrenkte legt sich auf den Rücken eines anderen, um sich zu überstrecken. Das kann gut gehen, in seltenen Fällen aber auch mal schlecht – und zwar für den Patienten oder den Möchtegern-Therapeuten. Überlass das Einrenken also lieber Fachleuten mit entsprechender Ausbildung. Das minimiert das Risiko, kann es aber nie ganz ausschließen.

Wenn Sascha zum Einrenken kommt, muss ich nicht mehr ins Fitnessstudio

Insbesondere an der Halswirbelsäule kann es schwerwiegende Verletzungen nach sich ziehen. Darüber muss man auf jeden Fall vorher aufklären. Je nach Indikation sollten Röntgen- oder MRT-Bilder gemacht werden. Bei den Manövern können zum Beispiel aus kleinen Bandscheibenvorwölbungen Vorfälle werden, die zu Druck auf den Nerv führen. Wird zu häufig eingerenkt – insbesondere bei zierlichen Frauen an der Halswirbelsäule –, kann das zur Segmentinstabilität führen.

Auch bei einem trainierten Körper entstehen immer wieder mal Blockierungen. Deshalb habe ich meine Einrenk-Pappenheimer, die regelmäßig vorbeikommen. Dazu gehört auch Sascha, seines Zeichens Personenschützer, den ich liebevoll „den Kleinen" nenne. Wenn er kommt, muss ich abends nicht mehr ins Fitness-Studio. Der Kleine ist 210 Zentimeter lang und bringt ein Kampfgewicht von 140 Kilo auf die Waage. Und nicht zu vergessen: Er ist trainiert. Ihr dürft raten, wer nach dem Einrenken Schmerzen hat. Ein kleiner Tipp: Sascha ist es nicht.

AKUPUNKTUR: WARUM DAS NADELSETZEN SO GUT WIRKT

„Ich glaube nicht an Akupunktur!" Wenn ich meinen Patienten dieses Behandlungsverfahren empfehle, reagieren sie oft ablehnend. Das nehme ich ihnen nicht übel; schließlich habe ich auch mal so gedacht. Als junger Klinikarzt schaute ich nicht immer über den Tellerrand. Bei Medikamenten und Operationen konnte ich sofort sehen, wie es wirkt. Aber bei Akupunktur war mir das schleierhaft.

Erst als ich in einer Praxis arbeitete, hatte ich fast täglich damit zu tun. Denn viele Patienten erzählten mir, wie gut das Nadelsetzen bei ihnen wirkt. Bald merkte ich auch an mir selbst, dass so manches Problem am Bewegungsapparat durch Akupunktur besser wurde. Ich wollte mehr darüber wissen, machte die entsprechenden Fortbildungskurse und war bald als Dozent in einer der größten Akupunkturgesellschaften Deutschlands, der Forschungsgruppe Akupunktur und Chinesische Medizin (FACM), tätig. Das bin ich bis heute.

Akupunktur am Bewegungsapparat ist eine symptomatische Schmerztherapie. Ob die Nadeln über chemische Prozesse im Gewebe wirken oder die Energieleitbahnen beeinflussen, ist noch nicht endgültig geklärt. Bewiesen ist aber, dass die Akupunktur oft besser hilft als Schmerzmittel oder die Patienten zumindest mit weniger Medikamenten auskommen.

Der große Vorteil: Im Unterschied zu Injektionen und Schmerzmitteln sind die Nebenwirkungen gering. Für mich besteht kein Zweifel, dass Akupunktur auch beruhigt. So mancher Patient ist auf meiner Therapieliege schon mit gesetzten Nadeln eingeschlafen. Vorm Gepiekse muss niemand Angst haben. Sogar ich mit meiner Spritzenphobie kann mir selbst Nadeln setzen. Trotzdem solltest du dich dabei lieber hinlegen – vor allem, wenn du es das erste Mal machst. Ich musste als junger Arzt in der Klinik-Notfallambulanz mal einen Mann behandeln, dem bei der Akupunktur im Sitzen schummrig vor den Augen geworden war. Er fiel mit dem Gesicht nach vorn gegen eine Rauputzwand und glitt dann langsam zu Boden. Ich weiß nicht, was schlimmer für ihn war: meine Nähte in seinen Gesichtswunden oder seine erste Akupunktur.

KINESIOLOGISCHES TAPING: STABILISATION MIT BUNTEN BÄNDERN

Wer kennt sie nicht? Diese bunten Tape-Streifen, die Anfang 2000 ihren Einzug in den Spitzensport hielten. Mittlerweile sind sie insbesondere in der Physiotherapie beliebt. Auch Nicht- und Hobbysportler nutzen die Klebebänder bei Rückenschmerzen. Als Therapeut und Betroffener habe ich gute Erfahrungen mit dem kinesiologischen Tapen gemacht. Die Studienlage ist aber immer noch sehr durchwachsen. Der Vorteil für mich als Bewegungsmediziner: Die bunten Bänder stabilisieren, ohne die Beweglichkeit einzuschränken.

Das Tape wärmt und wirkt wie eine kleine Massage. Es funktioniert aber nur, wenn man sich bewegt. Dann erreicht die Wirkung auch tief liegendes Gewebe. Zu viel Körperbehaarung oder Übergewicht können den Therapieerfolg allerdings behindern. Ich habe in all den Jahren, in denen ich das Tapen empfehle und selbst anwende, nie erlebt, dass jemand allergisch darauf reagiert hat. Es kann aber theoretisch zu einer Hautreizung führen.

Auch meine Schalker Jungens ließen das eine oder andere Tape über sich ergehen

Ich hatte das große Glück, als einer der Ersten in Deutschland Erfahrungen mit dem kinesiologischem Taping zu sammeln. Mein orthopädischer Kollege und Weihnachtsbäcker Patrick (du erinnerst dich, der mit dem Hexenschuss beim Plätzchenteigrollen) entdeckte das Material zufällig zur gleichen Zeit wie ich, aber an einem ganz anderen Ort, nämlich in Norwegen. Als wir bei einem Akupunkturkurs darüber sprachen, kam uns die Idee, die Tapes mit der Nadeltherapie zu kombinieren. So entstand 2008 das Akupunkturtaping, das wir bis heute vor interessierten Ärzten lehren. Dabei nutzen wir Dauerakupunkturnadeln, über die dann das kinesiologische Tape gelegt wird. Genau wie die klassische Akupunktur ist dieses spezielle Verfahren schmerzlindernd. Auch meine Schalker Jungens mussten das ein oder andere Tape über sich ergehen lassen. Unser prominentestes Opfer hatte eine Schulterverletzung und spielt heute – ebenso wie drei andere ehemalige Schalker – bei den Bayern.

STÄRKE RÜCKEN UND NACKEN
MIT FITNESSBAND UND NECKTRAINER

Wer keine Zeit fürs Fitnessstudio hat, sollte sich ein Fitnessband aus Latex zulegen. Ich habe in jedem Behandlungszimmer eines griffbereit, um es meinen Patienten vorzuführen. Dazu zeige ich gleich ein paar Übungen. Denn das, was man sieht, kann man sich besser merken als das, was man nur hört. Die Patienten dürfen die Übungen dann selbst ausprobieren.

Ein elastisches Fitnessband kannst du an jeder Türklinke anbringen und sofort loslegen. Auf Seite 110 zeige ich dir ein paar gute Übungen. Ob du sofort kräftig ziehst oder erst einmal vorsichtig anfängst – das Schöne an den Bändern ist, dass du den Widerstand problemlos verändern kannst. Zum einen über die Flexibilität des Bands (es gibt die Stärken leicht, mittel und schwer), zum anderen über den Abstand, den du zur Türklinke hältst. Stehst du weit weg, ist die Spannung maximal. Gehst du näher ran, lässt sie nach.

Damit das Band nicht an den Haaren ziept, helfen kleine Schutzmaßnahmen

Die Fitnessbänder haben den großen Vorteil, dass du zu Hause damit nicht nur deinen Rücken stärken kannst. Ich trainiere auch meine Halsstreckermuskulatur damit sogar besser als mit jedem Gerät im gewöhnlichen Fitnessstudio. Zum besseren Verständnis: Die Halsstreckermuskulatur zieht sich von der Rückseite des Halses bis zum Schädelansatz hoch. Nur spezielle Krankengymnastikpraxen haben Geräte, die extra dafür entwickelt wurden. Der Kopf wird eingespannt und muss gegen das Gewicht arbeiten.

Genau diesen Effekt hat auch das Fitnessband. Kleiner Nachteil: Wenn das Latexmaterial an den Haaren reibt, verrutscht das Band sehr gerne oder ziept an längeren Haaren, was die Lust auf dieses Training nicht unbedingt fördert. Mein Tipp: Leg entweder ein Handtuch zwischen Band und Haare oder kauf dir einen sogenannten Necktrainer, der weder verrutscht noch an den Haaren ziept. Ein solches Trainingsgerät habe ich mit Orthopädietechnikern aus Wattenscheid entwickelt.

PROGRESSIVE MUSKELENTSPANNUNG: RAUS AUS DER DAUERANSPANNUNG

Rückenschmerzen schlagen irgendwann aufs Gemüt und die gestresste Seele kann Nährboden für weitere Rückenschmerzen sein. In beiden Fällen kommt es zu Muskelverspannungen. Wir stehen unter Strom; unsere Muskulatur reagiert darauf. Der Körper ist in erhöhter Alarmbereitschaft. Muss er angreifen oder flüchten? Im akuten Fall nehmen wir die Anspannung wahr.

Hält der Schmerz aber länger an und wird chronisch, geht das Gefühl dafür verloren. Kommen dann noch Existenzängste und andere Sorgen hinzu, wird es immer schwieriger, sich von allein zu entspannen. Du musst also bewusst gedanklich herunterfahren und etwas tun, um aus der gefährlichen Daueranspannung herauszukommen.

Auf körperlicher und seelischer Ebene endlich wieder locker lassen

Mir selbst ist es mit der sogenannten progressiven Muskelentspannung nach Jacobson zumindest in Teilen gelungen, auf körperlicher und seelischer Ebene wieder locker zu lassen. Diese Methode existiert bereits seit etwa 100 Jahren und wurde von dem amerikanischen Arzt Edmund Jacobson entwickelt. In meiner Ausbildungsklinik gab es das Verfahren als Angebot für die stationären Patienten, die es gerne in Anspruch nahmen. Aus reiner Neugierde habe ich ein paar Probestunden absolviert, um es dann allein zu machen.

Muskeln anspannen und entspannen – das ist auch für Männer verständlich

Das Prinzip ist einfach und auch für uns Männer nachvollziehbar: In kurzen Einheiten werden einzelne Muskelgruppen im ganzen Körper nacheinander von Kopf bis Fuß für einige Sekunden angespannt. Danach lässt man wieder locker und spürt dem gelösten Zustand nach. Die Anspannungsphasen dauern üblicherweise 5 bis 10 Sekunden, die Entspannungsphasen 30 bis 45 Sekunden. Während Jacobson noch 30 Muskelgruppen nutzte, arbeitet man heute normalerweise mit weniger. Man muss sich dabei auf den Wechsel zwischen An-spannung und Entspannung konzentrieren und genau wahrnehmen, wie sich die unterschiedlichen An- und Entspannungsformen anfühlen. Im Idealfall verbesserst du damit deine Körperwahrnehmung und schaffst es, deine Mus-keln zu lockern, wann immer du willst. Die Schmerzen werden sich verrin-gern. Anfänger können die Methode am besten in der Gruppe lernen („pro-gressive Muskelentspannung" zusammen mit deinem Wohnort googeln, um Angebote in deiner Nähe zu finden). Du kannst die Methode auch mit CDs oder anderen Medien lernen, das ist aber erfahrungsgemäß meistens nicht so effektiv.

Stressreduktion ganz nebenbei: Sorge dafür, dass du runterkommst

Natürlich ist es auch hilfreich, wenn du auf andere Weise herunterkommst. Ein Spaziergang im Grünen, eine Meditation, einfach mal abschalten und Tee trinken, deine Katze streicheln oder entspannt Musik hören, ohne aufs Handy zu schielen. Wichtig ist nur, dass du deinen Körper dabei anders belastest, als du es sonst den ganzen Tag tust. Also spiel nicht zur Entspannung am Com-puter, wenn du berufsbedingt schon 8 Stunden dort verbracht hast. Lass das Smartphone stecken, wenn du auf dem Sofa relaxen willst. Und bleib locker, wenn du zur Entspannung Sport treibst, denn Leistungsdruck kann dich zwar beflügeln, ist aber keine Stressbremse.

DIE BESTE MATRATZE FINDEN:
WIE MAN SICH BETTET, SO LEIDET MAN

Die Suche nach der richtigen Schlafunterlage kann sehr mühsam sein. Kein Wunder, dass schmerzgeplagte Patienten mich manchmal fragen: „Welche Matratze können Sie mir empfehlen, Herr Doktor?" Leider kann ich keine klare Empfehlung geben. Zum einen ist der Markt unüberschaubar, zum anderen die Studienlage unklar. Hinzu kommt die Tatsache, dass es sehr, sehr viele verschiedene Körper- und Matratzenformen, Gewichtsklassen und Materialien gibt. Nur eines weiß ich ganz genau: Der Preis ist nicht das Entscheidende. Auch Warentester kommen immer wieder zu dieser Erkenntnis.

Auch wenn es sehr gemütlich ist, ein Körper in Schräglage tut selten gut

Ich selbst hatte über Jahre ein angeblich hochwertiges Boxspringbett. Doch nach langer Zeit war auch das durch. Es verlor seine Form, was vielleicht daran lag, dass meine Frau und ich häufig eng umschlungen einschlafen. Irgendwann hat sich unsere Matratze angepasst und sich so verformt, dass wir unwillkürlich in der Mitte zusammenkullerten – ob wir wollten oder nicht. Das hört sich ganz praktisch an. Man könnte glauben, unser Bett hat's gut mit uns gemeint. Aber auch wenn es sehr gemütlich war, ein Körper in Schräglage tut selten gut.

Meine Frau bekam zuerst Rückenschmerzen. Also haben wie die Matratze unter dem Topper mal gedreht. Mit dem kuriosen Resultat, dass wir jetzt aufpassen mussten, nicht aus dem Bett zu rollen. Auch als wir die Matratze noch mal in die andere Richtung drehten und Kopf- gegen Fußende tauschten, verbesserte sich die Liegequalität nicht. Also blieb uns keine andere Wahl. Wir brauchten ein neues Bett und standen vor den gleichen Fragen wie meine Patienten. Noch mal ein Boxspringbett? Oder mal ein Wasserbett oder ein Bett mit normaler Matratze? Die Suche in den umliegenden Möbelhäusern gestaltete sich schwierig. Als preisbewusster Mensch konnte ich mir nicht erklären, warum Matratzen und Boxspringbetten so teuer sein müssen. Nur fürs Design und das entsprechende Markenlogo muss ich nicht tief in die Tasche greifen. Also kam ich auf die Idee, die Unterbox unseres alten Boxspringbetts zu behalten und neue Matratzen darüberzulegen.

Aus purer Neugierde bestellte ich Schlafunterlagen aus der Fernsehwerbung: zwei Modelle zum Schnäppchenpreis mit einem guten Testurteil der Stiftung Warentest und 90-tägigem Rückgaberecht. Da kann man doch nichts falsch machen, dachte ich. Gesagt, getan – und zweimal die Matratze ausgewählt, die – je nachdem, wie man sie hinlegt – zwei unterschiedliche Härtegrade hat. Für meine knapp 114 Kilo brauchte ich den stärksten Härtegrad, meine zierliche Frau kam mit weit weniger aus.

Mein Tipp an dich: Teste alle möglichen Matratzen, bevor du dich entscheidest

Für den Übergang lagen wir zwei Wochen lang nur mit dem Topper auf der Unterbox. Danach ist jede Matratze angenehm. Doch die Freude hielt nicht lange. Mir wurde mein Härtegrad schnell zu weich. Dazu musst du wissen, was ich auch erst aus Erfahrung lernte: Generell gibt es keine genormten Härtegrade; die Hersteller orientieren sich zwar an einem bestimmten Rahmen, aber was bei dem einen Härtegrad 2 ist, kommt beim anderen Hersteller als 4 daher. Beim Boxspringbett darf man den Topper nicht außer Acht lassen, denn der kann den Härtegrad der Matratze abschwächen.

Unsere Matratzen mussten das Schlafzimmer also schon nach kurzer Zeit wieder verlassen. Die Fernsehwerbung hatte nicht zu viel versprochen. Wir ließen die Dinger abholen, bekamen unser Geld zurück und waren in einem Punkt schlauer geworden: Bei der Härte ist Testen effektiver als Lesen. Seitdem kann ich meinen Patienten und dir immerhin einen Tipp geben: Teste alle möglichen Matratzen, bevor du endgültig zuschlägst.

Ansonsten gilt: Wer entspannt Heia machen möchte, sollte die HEIA-Klassifikation kennen. Das ist ein System, mit dem man unterschiedliche Körperformen beschreibt. Faustregel: Ob du Typ H, E, I oder A bist, hängt von deiner Größe, deinem Gewicht und deinem Körperbau ab. Stell dir die einzelnen Buchstaben wie einen Menschen vor: Das H ist groß, schwer und breit (Typ männlicher Kleiderschrank mit kompakter Mitte). E-Typen sind ebenfalls groß und schwer, verteilen ihr Gewicht im Liegen aber gleichmäßig auf Schultern, Bauch und Becken. Das I symbolisiert kleinere leichte Menschen (meistens Frauen), die gleichförmig gebaut sind. Das A steht für kleine Leute mit wenig Gewicht, eher schmalem Oberkörper und breiteren Hüften, bei denen die untere Körperhälfte stärker ausgeprägt ist als die obere.

Liegezonen, Punktelastizität, Schlafposition – wer alles richtig machen will, muss viel beachten

Na, findest du dich wieder? Die meisten schaffen das zumindest ungefähr. Die ideale Matratze ist für alle Körpertypen geeignet. Bei starken Körperausformungen (also wenn du zum Beispiel eindeutig ein riesiges H bist und eher einen runden Bauch als eine schmale Taille hast) sollte die Schlafunterlage aber nicht nur da nachgeben, wo man aufliegt, sondern da, wo viel Gewicht auf die Matratze drückt. In diesen Fällen hilft das Stichwort „Liegezonen" weiter (die werden auch Härte-, Komfort- oder Körperzonen genannt). Das bezeichnet, wie eine Matratze aufgeteilt ist. Jede einzelne Zone sorgt dafür, dass die verschiedenen Bereiche des Körpers orthopädisch korrekt aufliegen, also zum Beispiel die Schultern und die Hüfte stärker einsinken.

Wenn du dich tief in die Matratzenmaterie einarbeitest, stößt du auch auf das Wort „Punktelastizität". Das ist ebenfalls eine rückenfreundliche Sache und bewirkt oft noch mehr als die Aufteilung in flächenelastische Liegezonen. Es bedeutet, dass die Matratze punktuell da nachgibt, wo der Körper aufliegt, und ihn nicht staucht. Dein Körper sinkt also unterschiedlich tief in das Material ein. Dabei spielt auch die Liegeposition eine wichtige Rolle. Beim Seitenschläfer sollte die Wirbelsäule eine gerade Linie bilden. Dafür müssen die Schultern von breiten Menschen tiefer einsinken als die von schmalen. Beim Rückenschläfer dürfen Schultern und Becken aber nicht allzu tief einsinken. Die Matratze sollte den normalen Verlauf der Wirbelsäule unterstützen. Wenn dir das alles zu kompliziert ist, lass dich am besten im Fachgeschäft beraten.

KOPFKISSEN: WARUM DIE GÄNGIGEN STANDARDFORMATE NICHT GUT SIND

Neben der richtigen Matratze ist vor allem das Kopfkissen entscheidend. Wie der Name schon sagt, soll es für den Kopf sein. Das ist es aber leider in sehr vielen Fällen nicht. Auf ein quadratisches Kissen im Standardformat von üblicherweise 80 mal 80 Zentimetern passt nicht nur dein Kopf, sondern du legst auch gleich den Hals, Teile der oberen Brustwirbelsäule und die Schultern mit darauf. Das ist nicht gut für die Halswirbelsäule, denn die wird dann in der Nacht genauso wie bei der Arbeit am PC überdehnt, während du die Brustmuskulatur zusammenstauchst. Die Kombination aus Schlafen und Arbeiten in dieser Zwangshaltung führt unweigerlich zu Hals-Nacken-Beschwerden.

Unser Köpfchen muss nicht wie die Prinzessin auf der Erbse gebettet sein

Die Lösung ist ein schmaleres Kissen (40 mal 80 Zentimeter) oder ein Nackenkissen, dessen Form sich an den Verlauf der Halswirbelsäule anpasst. Unser Köpfchen muss nicht wie die Prinzessin auf der Erbse auf viele Kissen gebettet werden. Manchmal reicht auch eine weiche Handtuchrolle, um die Halswirbelsäule zu stützen. Ich weiß, dass die Umstellung keine leichte Sache ist. Viele haben seit ihrer Kindheit eine Lieblingskissenform. Aber nur weil es früher so üblich war, muss man nicht ewig damit weitermachen. Denn früher hat man nicht unbedingt auf die anatomischen Gegebenheiten geachtet.

Wenn du schon ein Kopfkissen benutzt, sollte es auch gut für deinen Körper sein

Streng genommen brauchen wir gar kein Kopfkissen. Es ist ein passives Hilfsmittel, mit dem wir besser schlafen können. Und wenn wir schon ein passives Hilfsmittel nutzen, dann sollte es zumindest ergonomisch für unseren Körper sein. Auch Knierollen und spezielle Beckenkissen sind Hilfsmittel. Falls du eine Matratze hast, auf der deine Wirbelsäule nicht in einer Linie liegt, kannst du deine Lage damit verbessern.

Entsteht beim Liegen ein Hohlraum zwischen Kissen und Nacken?

Worauf musst du achten, wenn du dir ein rückenfreundliches Kissen zulegen willst? Wichtig ist, wie gesagt, dass der Kopf gerade bleibt und der Nacken abgestützt wird. Wenn du meist auf der Seite schläfst, muss der Kopf so gestützt werden, dass die Wirbelsäule vom Hals bis zum Becken eine gerade Linie bildet. Das kannst du selbst nicht sehen; du musst also deinen Partner oder deine Partnerin bitten, den Check zu machen. Du selbst solltest zumindest fühlen: Entsteht beim Liegen ein Hohlraum zwischen Kissen und Nacken? Dann hast du noch nicht das beste Modell gefunden.

Es gibt spezielle Seitenschläferkissen, die Aussperrungen für die Schultern haben. Bei Nackenschmerzen helfen Keilkissen, die auf einer Seite etwas höher sind und dann flacher werden. Damit wird der Hohlraum ausgefüllt. Sogenannte Nackenstützkissen eignen sich für Rückenschläfer. Die haben leicht erhöhte Ränder, die den Nacken stabilisieren, während der Hinterkopf in eine Mulde einsinkt, sodass die Wirbelsäule nicht geknickt und nicht überstreckt wird. Wichtig: Bei diesen Modellen muss die höhere Seite unter den Nacken.

Wer auf dem Bauch schläft (was übrigens nicht gut für Rücken und Nacken ist), sollte nur ein sehr flaches Kissen oder gar keins nehmen. Natürlich schläft kaum jemand immer in derselben Position. Die meisten Menschen drehen sich nachts hin und her und wechseln zumindest zwischen Seiten- und Rückenlage. Ein gutes Kissen macht das mit.

Klassische Daunen und Federn als Füllmaterial sind nicht ergonomisch

Auch das Füllmaterial ist beim Kopfkissen ein wichtiges Thema. Du darfst dein Haupt weder zu weich noch zu hart betten. Meist schlummern wir auf klassischen Daunen- und Federkissen, die aber in Sachen Ergonomie nicht geeignet sind. Bei weichen Kissen besteht die Gefahr, dass sie einfach platt gedrückt werden. Der Kopf liegt dann ungestützt ohne nennenswerte Erhöhung. Wenn du nun auf die Idee kommst, gleich mehrere Kuschelkissen zu stapeln, wird es nicht unbedingt besser. Denn möglicherweise knickt dein Kopf jetzt nach oben oder nach hinten ab. Gute Kissen aus elastischem Material (Viscoschaum, Latex, Gelschaum) verteilen den Druck von allein, sodass die Form stabil bleibt, sich aber trotzdem flexibel an jede Lage anpassen kann.

Du siehst: Mit dem richtigen Kissen ist es ähnlich kompliziert wie mit der richtigen Matratze. Es spielen sehr viele verschiedene Kriterien eine Rolle. Am besten gehst du in ein Fachgeschäft, lässt dich beraten und probierst dann aus, was zu dir passt. Übrigens: Wenn du dich von deinem alten quadratischen Federkissen verabschiedet hast und dir einen besseren Schlafpartner in Form eines Stützkissens ins Bett holst, wirst du nicht unbedingt sofort mit ihm glücklich. Gib aber nicht gleich auf. Es kann zwei bis drei Wochen dauern, bis ihr euch aneinander gewöhnt habt.

Bist du gut trainiert, lässt deine Wirbelsäule sich nicht so leicht aus der Spur bringen

Grundsätzlich muss ich festhalten, dass ein Körper mit einer stabilen Muskulatur unempfindlicher für Matratzenschäden ist. Bist du gut trainiert, lässt sich die Wirbelsäule nicht so leicht aus der Spur bringen. Eine schwache Muskulatur hingegen kann die einzelnen Bewegungssegmente nicht optimal stützen. So kommt es häufig vor, dass man am Morgen mit dem Gefühl aufwacht: „Möge doch bitte ein guter Orthopäde um die Ecke kommen, der mich einrenkt." Merke: Eine stabile Wirbelsäule ist besser für einen guten Schlaf als die teuerste Matratze.

DIE RÜCKENOPERATION SOLLTE IMMER DAS LETZTE MITTEL SEIN

„Wir Orthopäden operieren gut und gerne, doch Ziel muss es sein, eine Operation zu vermeiden!" Die Worte meines ersten Chefs Jürgen habe ich schon zitiert. Ich wiederhole sie hier noch mal, denn sie prägen bis heute mein orthopädisches Handeln. Leider muss ich feststellen, dass heute immer öfter und schneller zum Skalpell gegriffen wird. Erstaunlicherweise gibt es Beschwerden, die früher mit einem kleinen Eingriff korrigiert wurden, heute aber plötzlich eine große Operation nach sich ziehen. Damals wie heute bin ich sicher, dass die wenigsten Orthopäden sich entspannt am Rücken operieren lassen würden. Auch wenn die besten Operateure am Werk sind und alles glattläuft, kann es danach zum Beispiel mit Narbengewebe Probleme geben. Die orthopädische Erfahrung der letzten Jahrzehnte hat uns gelehrt, dass die konservative Therapie bisweilen etwas länger dauert, aber langfristig erfolgreich ist.

Oftmals interessieren Zahlen leider mehr als der einzelne Patient

Der Trend zu immer mehr Operationen dürfte daran liegen, dass ein Krankenhaus mit einer OP mehr verdient als mit einer konservativen Behandlung. Die Kliniken reagieren damit auf die Rahmenbedingungen, die das Gesundheitssystem im Austausch mit den Krankenkassen schafft. Man kann den Krankenhäusern nicht die Alleinschuld für schnelle Operationen geben. Rückenschmerzen werden zuerst in der orthopädischen Praxis behandelt. Da fangen die eklatanten Unterschiede bereits an. Es gibt zum Beispiel immer mehr medizinische Versorgungszentren (MVZ), in denen die Ärzte nur noch Angestellte sind und ein gewisses Leistungspensum erbringen müssen. Hier interessieren Zahlen offenbar in vielen Fällen mehr als der Patient.

Wenn der höchstmögliche Behandlungsbetrag abgerufen ist, erfolgt die Über- beziehungsweise Einweisung ins Krankenhaus. Die ambulante Therapie gilt als erfolglos, also wird eine Operation empfohlen. Auch wenn ein solches MVZ in gewissem Maße effizient arbeitet, bleibt der persönliche Arzt-Patienten-Kontakt auf der Strecke. Ein Kassenarzt bekommt für einen Patienten mit Rückenschmerzen im Durchschnitt nicht mehr als 50 Euro brutto. Deshalb kann ich verstehen, dass mancher Arzt recht schnell geneigt ist, seinen (zu Recht) jammernden Patienten zur Behandlung ins Krankenhaus zu schicken.

Ich bin Chef in meinen eigenen Praxen, trage dafür die volle Verantwortung und stehe gleichzeitig mit meinem Namen für eine gute Behandlung. Ich kann mich nicht hinter einem MVZ-Konstrukt verstecken und meine Patienten wie Zahlen abarbeiten. Das will ich auch gar nicht, denn dafür bin ich nicht Arzt und Orthopäde geworden.

Wenn Lähmungen auftreten, muss schnell operiert werden

Eine Operation sollte immer nur das letzte Mittel sein. Es gibt Fälle, bei denen man schnell operieren muss. Wenn zum Beispiel Lähmungen auftreten, wenn du deinen Fuß nicht mehr allein hochheben oder senken kannst oder wenn du es nicht mehr schaffst, auf einem Bein zu stehen. Wartet man zu lange und überschreitet eine Zeitgrenze von 24 Stunden, kann man davon ausgehen, dass die Lähmung bleibt, da der Nerv irreparabel geschädigt ist. Auch beim soge-nannten Conus-Cauda-Syndrom muss der Arzt sofort handeln.

Dabei kommt es zu Taubheitsgefühlen im Anogenitalbereich und an den Innenseiten der Oberschenkel eventuell in Kombination mit Harnverlust. Hingegen sind Reflexausfälle beziehungsweise -abschwächungen keine direkte Operationsindikation.

Als Orthopäde operiert man keine Bilder, sondern immer den Menschen

Grundsätzlich muss ich sagen: Als Orthopäde operiert man keine Bilder, son-dern immer den Menschen. Die Indikation zur Operation allein anhand von Röntgen- und MRT-Aufnahmen zu stellen, ist unzureichend und fahrlässig. Nicht jeder Bandscheibenvorfall oder jede Verengung an der Wirbelsäule muss tatsächlich Beschwerden auslösen. Der klinische Untersuchungsbefund muss zum Bildbefund passen. Tut er das nicht, muss man weitere Schritte einleiten. Oft wird ein Neurologe hinzugezogen, der den Befund mit einer

Nervenleitgeschwindigkeitsmessung bestätigen kann. Wenn der Befund gesichert ist, der Patient unter hohem Leidensdruck steht und verschiedene konservative Maßnahmen auf lange Sicht keinen Erfolg bringen, ist die Operation nicht nur gerechtfertigt, sondern der behandelnde Orthopäde sollte dazu raten.

Auch lange nach einer Operation kann es zu neuen Problemen kommen

Operateure kennen viele verschiedene OP-Verfahren. Ich selbst habe meine letzte Wirbelsäulenoperation vor mehr als 13 Jahren gemacht und mich danach auf die konservative Behandlung spezialisiert. Niemand muss Angst vor einer Operation haben, doch Respekt ist angebracht. Kein Operateur wünscht sich Komplikationen, doch es kann auch bei bester Operationsvorbereitung und -technik immer etwas schiefgehen. Das muss nicht während oder unmittelbar nach der Operation sein. Wie erwähnt, kann sich in der Tiefe Narbengewebe bilden, das an der Nervenwurzel zieht und so erneut Schmerzen auslöst. Diesen Zustand bezeichnet man als Postdiskotomiesyndrom.

Du solltest wissen, dass man bei der Operation ein Stück Bandscheibe oder Knochen wegnimmt. Das macht das System nicht unbedingt stärker, sondern kann das Bewegungssegment (eine Funktionseinheit aus zwei Wirbeln) schwächen. Manchmal – zum Beispiel bei fortgeschrittenem Wirbelgleiten (Spondylolisthesis) – werden mehrere Segmente versteift, um sie zu stabilisieren. Der Patient ist erst einmal beschwerdefrei. Doch seine Wirbelsäule ist in dem betroffenen Bereich nicht mehr beweglich, die angrenzenden Segmente werden stärker belastet und neigen zu einer fortschreitenden Lockerung mit daraus resultierender Instabilität. Das zieht dann eine weitere Versteifungsoperation nach sich.

In meinen Augen ist eine Operation am Rücken schlechter als keine

Zusammenfassend lässt sich sagen: Eine Operation ist manchmal, aber nicht immer das beste Mittel. Du kommst damit vielleicht schneller ans Ziel, aber du gibst die Verantwortung auch an den Operateur ab und musst selbst erst einmal nichts tun. Das hört sich bequem an, birgt aber neue Gefahren. Wenn du inaktiv bleibst, brauchst du irgendwann die nächste Rückenoperation, die dich keineswegs vor weiteren Beschwerden schützt. Deshalb darfst du dich auch nach einer Operation nicht einfach ausruhen, sondern musst weiter an deinem Rücken arbeiten.

Leider wissen das viele nicht. Du kannst auch nicht sicher sein, dass dein Operateur dir das vorher verrät. Ich persönlich bin und bleibe da kritisch. In meinen Augen ist eine Operation am Rücken schlechter als keine. Mit jedem weiteren Eingriff steigt das Risiko, dass der Rücken weiter versteift.

Wenn der Zug abgefahren ist, gibt's nur noch eine Überweisung zum Schmerztherapeuten

Dann ist es auch für mich und meine Behandlungsstrategien zu spät. Der Zug ist abgefahren. Ich kann meine Patienten in solchen Fällen nur noch zu einem Schmerztherapeuten überweisen. Lass es besser nicht so weit kommen. Vielleicht bist du unsicher, ob du wirklich alle möglichen Therapien probiert hast. Oder du fühlst dich von deinem Arzt nicht ausreichend verstanden und schlecht betreut? Wenn du sichergehen willst, dass nur eine Operation die Lösung für dich ist, hole dir eine kompetente Zweitmeinung ein. Das gilt natürlich nicht nur bei Rückenschmerzen, sondern auch bei anderen Krankheiten und Beschwerden.

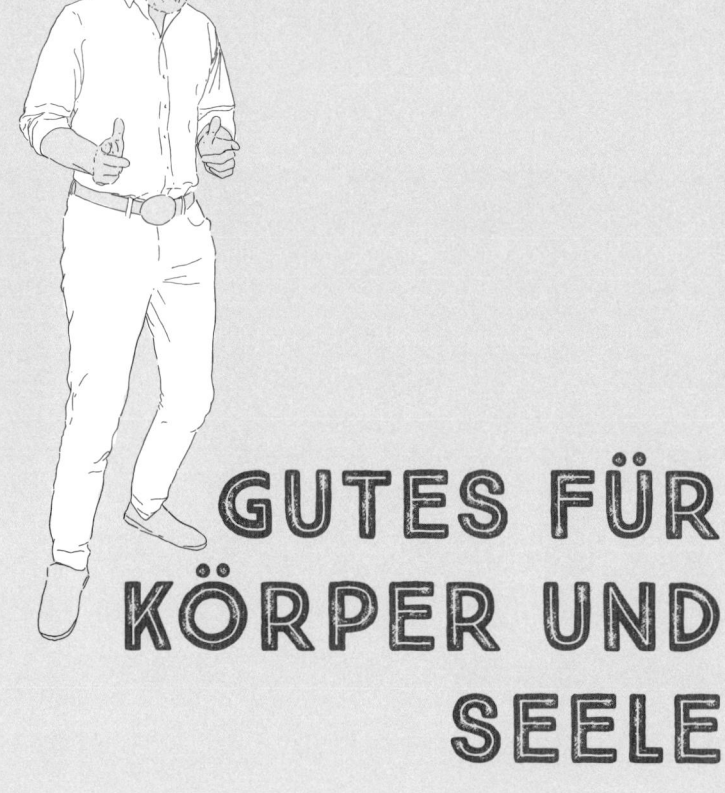

GUTES FÜR KÖRPER UND SEELE

Wusstest du, dass deine Ernährung, dein Sex und deine Psyche auch großen Einfluss auf deinen Rücken haben? Hier erfährst du, was Körper und Seele guttut, wie das mit der Wirbelsäule zusammenhängt und warum du deine Lebensziele auch unter großen Schmerzen nie aus den Augen verlieren darfst.
Denn Heilung beginnt im Kopf.

ISS DICH GESUND: DAS FREUT NICHT NUR DEINEN RÜCKEN

Inzwischen weißt du ja, dass dein Lebensstil mit darüber entscheidet, wie es deinem Rücken geht. Dazu gehört ein wichtiger Teil des Alltags: nämlich das Essen. Ob du oft Schmerzen hast, hängt auch davon ab, was du zu dir nimmst. Wahrscheinlich isst du mindestens dreimal am Tag. Vielleicht auch mehr, vielleicht sogar viel mehr. Manche Menschen schieben sich fast ständig irgendetwas Essbares in den Mund. Nicht unbedingt, weil sie immer Hunger haben, sondern weil sie einfach daran gewöhnt sind. Wir können nämlich aus vielen Gründen schmausen: aus Lust genauso wie aus Langeweile. Wir futtern gegen Stress, versuchen Ängste und schlechte Gefühle mit Süßem herunterzuschlucken, schlagen aber auch gerne zu, weil es einfach Spaß macht. „Man gönnt sich ja sonst nicht" oder „Für was Besseres habe ich leider keine Zeit" lauten gerne genommene Rechtfertigungen für die dritte Portion Currywurst mit Pommes. Und so mancher glaubt, unseren Revier-Fruchtteller mit Gegengift in Form von Vitaminpillen und anderen Nahrungsergänzungsmitteln neutralisieren zu können. Das klappt leider nicht.

Schlechtes Essen schadet deiner Gesundheit. Wahrscheinlich hörst du das nicht zum ersten Mal, vertilgst aber trotzdem lieber Fast Food am Schnellimbiss, als zu Hause Karotten zu kochen oder Brokkoli zu dünsten. Keine Sorge, ich will dir nicht mit einer lebenslangen Diät drohen. Aber es lohnt sich, auf eine gesunde Ernährung zu achten – für deinen Rücken, deinen Nacken, deine Figur, deine Zähne, deine Augen, deine Gelenke, deine Knochen, deine Schönheit. Eigentlich für alles, was dir wichtig ist. Bestimmt wirst du nicht von heute auf morgen supergesund essen. Aber vielleicht startest du erst mal mit einer Probezeit. Ein paar Grundlagen solltest du dafür kennen.

Frisches Gemüse, knackiges Obst: Warum du viel Pflanzlich essen musst

Wenn du deiner Gesundheit wirklich etwas Gutes tun willst, musst du Pflanzen essen – und zwar in Form von ganz viel frischem Gemüse und etwas weniger Obst. Es sind die Vitamine und die Ballast- und Mineralstoffe, die Äpfel, Beeren, Erbsen, Paprika, Kohlrabi, Tomaten und Co. so wertvoll machen. Dabei spielen die sogenannten sekundären Pflanzenstoffe mit ihren antientzündlichen Eigenschaften eine wichtige Rolle. Das sind Stoffe, mit denen die Pflanzen sich selbst in der Natur vor Schädlingen schützen. Wenn du also eine Karotte oder eine Birne isst, mampfst du diesen wertvollen Schutz gleich mit. Ein weiterer Pluspunkt der pflanzenbasierten Ernährung: Du kannst damit schneller abnehmen. Dein Rücken wird's dir danken. Du musst nicht gleich Vegetarier werden, solltest aber überwiegend pflanzlich essen.

Nicht nur eine Frage der Ethik: Iss Fleisch bitte nur in Maßen

Ob Fleisch an sich gut oder schlecht für den Menschen ist, darüber streiten sich die Geister. Zu Recht kann man auch darüber diskutieren, ob wir Tiere essen dürfen oder nicht. Ernährungsphysiologisch gibt es aber klare Regeln, die gut belegt sind. Demnach schadet vor allem viel Fleisch (die Deutsche

RICHTIG ESSEN FÜR
STARKE KNOCHEN

Bei Osteoporose ist die richtige Ernährung ein Teil der Therapie und wirkt auch vorbeugend. Dabei spielt Kalzium als Knochenbaustein eine wichtige Rolle. Wer bereits unter dem gefürchteten Knochenschwund leidet, sollte jeden Tag 1000 bis 1500 Milligramm (mg) Kalzium zu sich nehmen. Das steckt vor allem in Milchprodukten. Um den Tagesbedarf zu decken, kannst du zum Beispiel 100 Gramm Emmentaler (1100 mg Kalzium) und 150 Gramm Naturjoghurt (180 ml Kalzium) essen. Auch kalziumreiches Mineralwasser hilft. Ansonsten ist eine abwechslungsreiche Kost mit viel grünem Gemüse (Grünkohl, Brokkoli) optimal. Fettreiche Fische oder Nahrungsergänzungsmittel (in Absprache mit dem Arzt) liefern Vitamin D für starke Knochen.

Gesellschaft für Ernährung empfiehlt nicht mehr als 300 bis 600 Gramm pro Woche, gegessen wird im Durchschnitt aber das Doppelte) und stark verarbeitetes Fleisch in Form von Speck, Salami, Würstchen oder Schinken. Insbesondere Schweinefleisch enthält viel Arachidonsäure, die gefährliche Entzündungen im Körper befeuert.

Wenn du hin und wieder Fleisch essen willst, solltest du nicht nur aus ethischen Gründen auf die Qualität achten und kein Billigfleisch im Supermarkt kaufen. Davon profitieren nicht nur die Tiere, sondern auch dein Körper. So hat zum Beispiel das Fleisch von Wild und von artgerecht gehaltenen Tieren, die auf der Weide fressen dürfen, ein besseres Fettsäuremuster und mehr hochwertige Omega-3-Fettsäuren als das von Tieren aus der Massenhaltung. Kauf also lieber wenig (auch wenn es etwas teurer ist) und dafür mit Bio-Label.

Wenn du Vegetariern, Frutariern, Veganern oder Pescetariern nicht nachstehen willst, was die klangvolle Namensgebung angeht, und für eine gesunde Ernährungsform einen Namen suchst, kannst du Flexitarier werden. Das heißt: Du darfst fast alles essen (was gesund, möglichst unverarbeitet ist und Bioqualität hat), reduzierst dabei aber deinen Fleischkonsum. „Wovon soll ich dann dann satt werden?", fragt du jetzt vielleicht (insbesondere wenn du ein Mann bist). Keine Sorge, es gibt schließlich nicht nur tierisches Eiweiß. Wer kein Fleisch isst, setzt auf pflanzliche Proteine, zum Beispiel aus Hülsenfrüchten (Bohnen, Linsen, Erbsen, Tofu), Nüssen, Getreide oder Samen. Die liefern auch gleich wertvolle Ballaststoffe, die wiederum deinen Darm gesund halten.

Zucker kannst du dir sparen:
Gewöhne dir den Süßgeschmack ab

Dass das weiße Gift die Zähne kaputt macht, hast bestimmt schon als Kind gelernt. Und dass Süßigkeiten super schmecken, dich aber auf die Dauer krank und dick machen, musst du auch nicht von mir erfahren. Weniger bekannt ist die Tatsache, dass viele andere leckere Sachen, die gar nicht so süß schmecken, heimliche Zuckerbomben sind. Ob Ketchup, Fruchtjoghurt, Softdrinks, Knuspermüsli, Tiefkühlpizza oder saure Gurken im Glas – all das enthält Zucker in rauen Mengen, von denen du nichts ahnst. Wer dauerhaft viel Zucker isst, begeht einen der größten Ernährungsfehler und ebnet den Weg für schlimme

Folgeerkrankungen: Übergewicht, Diabetes Typ 2, Herz-Kreislauf-Erkrankungen, Schlaganfall und Herzinfarkt. Es ist aber nicht nur der pure Zucker, der deiner Gesundheit schadet. Auch die sogenannten raffinierten Kohlenhydrate aus Weißbrot, Brötchen oder Nudeln sind entzündungsfördernd. Wähle also so oft wie möglich die Vollkornvariante von diesen Produkten.

Übrigens: Süßstoffe sind keine Lösung. Sie versprechen zwar Nasch-Spaß ohne Kalorien, stehen aber im Verdacht, appetitanregend zu sein und Diabetes zu fördern. Da hilft nur eines: Gewöhne dir den Süßgeschmack ab. Je nach Typ kannst du das in kleinen Schritten (immer ein bisschen weniger) oder etwas rabiater („Schluss damit") machen und Zuckriges von deinem Speiseplan streichen beziehungsweise Süßes nur in Ausnahmefällen vertilgen.

Fett ist nicht nur ein Dickmacher, das richtige schützt deine Gesundheit

Fett hat einen schlechten Ruf. Das Wort hört sich auch nicht unbedingt charmant an. Fett gilt in erster Linie als Dickmacher, mit dem wir Butterberge und triefende Bratwürstchen verbinden. Doch damit tut man diesem Nährstoff Unrecht. Ohne Fett könnten wir uns gar nicht richtig ernähren, aber mit ist es auch nicht einfach. Ob Fett gut oder schlecht für dich ist, entscheidet die Qualität. Ganz meiden solltest du die sogenannten Transfettsäuren, die entstehen, wenn Pflanzenöle gehärtet werden. Leider kannst du sie nicht auf den ersten Blick erkennen. Du musst auf die Verpackung gucken. Findest du Angaben wie „gehärtetes", „teilgehärtetes" oder „hydrogenisiertes" Fett auf dem Etikett, solltest du das Produkt nicht kaufen. Die „Killerfette" stecken zum Beispiel in Chips, Pommes, Croissants, Panaden, Saucen und anderen Fertigprodukten. Gut fährst du hingegen mit Fett, das reich an entzündungshemmenden Fettsäuren (Omega-3-Fettsäuren) ist. Das findest du unter anderem in Oliven-, Raps-, Lein- oder Walnussöl.

Werde Wassertrinker und gönne dir alles andere nur im Ausnahmefall

Um gesund zu bleiben, braucht dein Körper ausreichend Flüssigkeit. 1,5 Liter täglich sollten es sein; wenn du viel Sport treibst, auch mehr. Leider tut dir nicht alles gut, nur weil es flüssig daherkommt. Genau genommen sind nur Wasser und ungesüßte Kräutertees Durstlöscher ohne ungesunde Nebenwirkungen. Ob Fruchtsäfte, Softdrinks oder angebliche Fitnessgetränke – alles, was Zucker enthält, treibt deinen Insulinspiegel unnötig hoch und macht dich dick. Auch Alkohol schlägt kräftig aufs Kalorienkonto, lässt Leber und Magen leiden und fördert Entzündungen. Die wenigsten können und wollen ganz darauf verzichten. Aber du kannst die Mengen reduzieren und musst auch nicht regelmäßig bis Oberkante Unterlippe voll sein.

Intervallfasten: Finde einen festen Rhythmus, um schlank zu bleiben

Wenn du übergewichtig bist, hast du bestimmt schon viele angebliche Wunderdiäten ausprobiert und damit vielleicht auch mal abgenommen. Aber das hattest du wahrscheinlich schnell wieder drauf, sobald die Crash-Diät zu Ende war. Längerfristig gelingt Abnehmen in der Regel nur, wenn du deine Ernährung dauerhaft umstellst und dir schlechte Gewohnheiten abgewöhnst.

VORSICHT: GEFÄHRLICHES BAUCHFETT

Ein dicker Bauch macht nicht nur Kreuzschmerzen, sondern hat noch weitere gefährliche Nebenwirkungen. Das Fett in der Körpermitte verhält sich besonders fies. Anders als überschüssiges Fett in den Armen und Beinen lagert Bauchfett sich um die inneren Organe herum an und funktioniert dort wie eine Hormondrüse. Es produziert Stoffe, die Entzündungen fördern, und schickt sie in den ganzen Körper. Die schlechten Botenstoffe greifen unter anderem Gelenkknorpel an, was wiederum Arthrose fördert. Wenn du jetzt denkst: „Ich bin ja schlank, da kann mir nichts passieren", liegst du falsch. Selbst dünne Menschen können ungesundes Bauchfett ansetzen.

In der letzten Jahren hat sich das sogenannte Intervallfasten als effektive und gleichzeitig gesunde Methode erwiesen, um Übergewicht abzubauen und das Wunschgewicht zu halten. Das ist – nach einer relativ kurzen Umgewöhnungsphase – recht einfach. Ich betreibe es selbst, weil es sich sehr flexibel ans private und berufliche Leben anpassen lässt.

Wenn du in der Regel gesund isst, darfst du auch mal Ausnahmen machen

Das Prinzip: Du isst nicht mehr als drei (am besten nur zwei) Mahlzeiten am Tag. Dabei kannst du dir aussuchen, was zu deinem Alltag passt: spätes Frühstück und frühes Abendessen, kein Frühstück und nur mittags und abends eine Mahlzeit oder Dinner-Cancelling und nur morgens und mittags essen. Wichtig ist, dass du zwischendurch nicht snackst (auch keine Kleinigkeiten) und nach der letzten Mahlzeit nicht mehr in die Küche schleichst, um noch mal etwas nachzulegen. Deine Hauptmahlzeiten sollten gesund und sättigend (also mit ausreichend Eiweiß) sein. Wenn du zu gerne naschst, schnappst du dir Süßes als Dessert, aber nicht zwischendurch. Oder du machst einmal in der Woche einen Ausnahmetag (Cheatday), an dem du dir erlaubst, was du dir sonst verbietest. Zum Beispiel unseren Revier-Fruchtteller, Alkohol in Maßen oder leckere selbst gemachte Kombis wie Bier und Weihnachtsplätzchen.

10 GOLDENE REGELN FÜR DEINE GESUNDE ERNÄHRUNG

Niemand kann seine Ernährung von heute auf morgen komplett umstellen. Das musst du auch gar nicht. Wenn du versuchst, diese Regeln so oft wie möglich einzuhalten, gewinnst du schon viel für deine Gesundheit und verlierst überflüssige Pfunde.

1. Iss echt

Bring so oft wie möglich Frisches und Unverarbeitetes auf den Tisch. Das findest du vor allem in den Frischeabteilungen im Supermarkt, auf Wochemärkten oder in Bioläden. Meide so oft wie möglich Fertiggerichte und andere verarbeitete Lebensmittel.

2. Lerne, Gemüse zu lieben

Iss möglichst viel Gemüse, um genug Vitamine, Mineral- und Ballaststoffe aufzunehmen. Lerne kochen, sodass du dir selbst frisches Gemüse zubereiten kannst. Auch Obst ist willkommen; es sollte nur nicht zu süß sein.

3. Kauf dir das richtige Fett

Du muss Fett nicht meiden, aber auf das richtige achten. Gesunde Fettsäuren stecken in Pflanzenölen (zum Beispiel Oliven-, Raps- und Leinöl) und Nüssen.

4. Verzichte auf Zucker

Meide Süßigkeiten und versteckten Zucker, wann immer es geht. Die Lust darauf kann man sich abgewöhnen.

5. Trink Wasser

Um deinen Flüssigkeitsbedarf zu decken, brauchst du weder süße Säfte noch Alkohol. Trink kalorienfrei, also vor allem Wasser.

6. Nimm die Vollkornvariante

Ob Brot, Nudeln, Reis oder Müsli – wähle immer die Vollkornvariante und meide raffinierte Kohlenhydrate, also alles, was mit Zucker, Salz oder Fett industriell verarbeitet wird.

7. Achte auf genug Eiweiß

Proteine sind wichtige Bausteine für den Körper. Sie sorgen dafür, dass du auf gesunde Weise satt wirst. Greif vor allem zu „grünem" Eiweiß aus Nüssen, Samen und Hülsenfrüchten.

8. Halte dich beim Fleisch zurück

Iss – wenn überhaupt – wenig Fleisch. Achte auf die Herkunft und meide Billigprodukte aus dem Supermarkt. Wenn du Fleisch kaufst, sollte es bio sein und nicht als Wurst auf den Teller kommen.

9. Bleib im Rhythmus

Versuche, mit zwei oder drei Mahlzeiten am Tag auszukommen. Meide Snacks zwischendurch. Intervallfasten hilft dabei.

10. Erlaube dir Ausnahmen

Sei nicht zu streng mit dir, sonst hältst du deine guten Vorsätze nicht durch. Erlaube dir Süßes, Salziges, Fettiges oder Alkohol aber nur in Ausnahmefällen.

PSYCHE UND RÜCKENSCHMERZEN: DIE HEILUNG BEGINNT IM KOPF

Wie würdest du reagieren, wenn ich dir nach dem Anamnesegespräch und einer klinischen Untersuchung den Vorschlag mache, dich mal bei einem Neurologen vorzustellen, also bei einem Nervenarzt? Wahrscheinlich würdest du mich recht ungläubig ansehen. Vielleicht reagierst du auch empört („Was denkt der Typ von mir?"). Du musst das gar nicht aussprechen. Ich ahne es ohnehin. Für mich ist dieser Moment der Zeitpunkt für eine Erklärung ohne Umschweife: „Ich schicke dich nicht dahin, weil ich meine, dass du einen an der Klatsche hast. Aber wenn Schmerzen über einen längeren Zeitraum bestehen, dann hat das Auswirkungen auf deine Schmerzverarbeitung." Das klingt netter und für meine Patienten besser verständlich.

Der Neurologe kann herausfinden, ob die Seele bei Schmerzen eine Rolle spielt

Der Neurologe bekommt von mir einen Überweisungsauftrag. Er soll nachschauen, ob es objektive neurologische Befunde gibt (dazu gehört zum Beispiel eine nachweisbare reduzierte Nervenleitgeschwindigkeit in Armen oder Beinen) oder ob die Ergebnisse seiner Untersuchung komplett unauffällig sind. Eventuell haben strukturelle Veränderungen die Nerven gereizt. Das kann der Neurologe mit apparativen Maßnahmen herausfinden. Gelingt ihm das nicht, ist die Psyche möglicherweise mit an deinen Schmerzen beteiligt. Viele Patienten können diese Tatsache aus eigener Erfahrung bestätigen. Auch ich gehöre dazu.

Mach dir einmal klar, was ein Leben mit dauerhaften Beschwerden bedeutet. Du trägst deinen Schmerz immer mit dir herum. Hast nicht mal eine Sekunde zum Durchatmen und musst gleichzeitig volle Leistung erbringen. Das nagt an deiner Seele, auch wenn du sonst nur so strotzt vor physischer und psychischer Kraft. Auch ich fühlte mich stark, bis mein Rücken mich eines Besseren belehrte. Plötzlich hatte ich Selbstzweifel und Ängste. Ich veränderte mich und spürte Schwächen, die ich bis dahin nicht kannte. Da wieder herauszukommen und auf sich selbst vertrauen zu können, erfordert neben einer mentalen Grundstärke auch viel Optimismus.

Wer seine Ziele verliert, lebt im Moment – und der Moment ist der des Schmerzes

Ich konnte mir meinen Optimismus glücklicherweise bewahren. Schließlich hatte und habe ich noch viele Ziele, die ich erreichen möchte. Ich wusste, dass das nur klappen kann, wenn mein Körper gut und (relativ) beschwerdefrei arbeitet. Es ist also von entscheidender Bedeutung, dass du als Rückenschmerzgeplagter deine persönlichen Lebensziele nicht aus den Augen verlierst. Wer von jetzt auf gleich ohne Ziele lebt, der lebt im Moment – und der Moment ist der Moment des Schmerzes. Die Gedanken kreisen 24 Stunden am Tag um diesen Schmerz. Da bleibt kaum noch Platz für Positives, das dich beflügelt. Es wird immer schwieriger, mit Lebensfreude nach vorn zu blicken. Kein Wunder also, wenn Pessimismus sich breitmacht. Leider ist der ein fruchtbarer Nährboden für chronische Schmerzen. Es ist erwiesen, dass psychisch anfällige Menschen eher und verstärkt unter Wirbelsäulenbeschwerden leiden als psychisch stabile Zeitgenossen. Wenn man jetzt noch ergänzt, dass Verhaltensstörungen ebenso wie Rückenleiden sehr häufig auftreten, dann verwundert es nicht, dass diese beiden „Störungen" auch kombiniert vorkommen.

Rückenschmerzen belasten die Seele und das kann neue Beschwerden auslösen

Während man seinen Rückenschmerz noch selbst wahrnehmen kann, ist das mit seelischen Problemen nicht so einfach. Mit anderen Worten: Es fällt dir leichter zu sagen „Ich habe Rücken" als „Ich habe Psyche". Gar nicht unbedingt, weil man es nicht zugeben möchte oder verdrängt, sondern einfach, weil man es (noch) nicht weiß. Alles, was wir erleben, hat Einfluss auf unsere Psyche. Wenn die schönen Dinge im Leben immer weniger werden, während die negativen Einschläge zunehmen, dann betrübt uns das. Rückenschmerzen können zur psychischen Belastung führen, und die wiederum kann Beschwerden im gesamten Körper auslösen. Beide Systeme greifen ineinander und bereiten dem Orthopäden bei der Behandlung manchmal große Schwierigkeiten. Als Arzt stehe ich dann vor zwei Herausforderungen: Ich muss meinen Patienten die Zusammenhänge erklären, darf ihnen dabei aber nicht das Gefühl geben, dass mit ihnen etwas nicht stimmt. Kein Wunder, dass viele Ärzte lieber nicht mit ihren Patienten reden.

Doch das liegt wohl nicht nur an einer gewissen Konfliktscheue meiner Kollegen. Hinzu kommt: Unser Gesundheitssystem honoriert es nicht, wenn ein Arzt sich Zeit für Gespräche mit seinen Patienten nimmt. Und wenn er es doch tut, stößt er bei den Patienten oft auf taube Ohren. Es geht einfach schneller, eine Spritze zu geben oder ein Rezept für ein Schmerzmittel auszustellen, als mühselig über persönliche Probleme zu reden.

Leider ist es nicht effektiver und hilft letztendlich niemandem weiter. Ich habe nur selten einen Patienten, der seine Beschwerden auf die Psyche zurückführt. Dabei ist es doch keine Schwäche, wenn Schmerzen einen aus dem Gleichgewicht bringen, sondern ein natürlicher Regelmechanismus des Körpers. Diese Tatsache vergessen jedoch viele Ärzte und schüren einen ungünstigen Krankheitsverlauf.

Bei psychosomatischen Rückenschmerzen gehört ein Psychologe ins Behandlungsboot

Wenn die Psyche auf den Körper wirkt und ein psychosomatischer Rückenschmerz entsteht, muss unter Umständen auch ein Psychologe mit ins Behandlungsboot geholt werden. Zumindest sollte ein Arzt seine Patienten darüber aufklären, dass die Rückenschmerzen besser werden können, wenn es den Betroffenen gelingt, auch seelisch wieder hochzukommen.

Der Begriff „Stress" gehört längst zum Alltagssprachgebrauch aller Generationen. Wie oft habe ich von meinen Kindern gehört: „Oh, Papa, stress nicht!" Und das nur, weil ich sie mal wieder höflich (wenn auch vergeblich) darum gebeten hatte, den Müll nach draußen in die Tonne zu bringen. Deswegen muss ich als Arzt die Frage nach Stress im Anamnesegespräch differenziert stellen. Was bedeutet Stress für jeden Einzelnen? Während es für den einen schon Stress ist, morgens aufzustehen, um vom Bett zur Couch zu kommen und dort mehr oder weniger den Tag zu verbringen, empfinden andere es als normal und stressfrei, an sieben Tagen in der Woche 12 Stunden zu arbeiten.

Die Spanne ist da recht groß. Ein guter Diagnostiker begutachtet die Haltung seines Gegenübers. Oft lässt die Rückschlüsse auf den seelischen Zustand eines Patienten zu. Der zuvor genannte Couch-Potato hockt meist mit herabhängenden Schultern und gesenktem Kopf vor mir, während der Workaholic mit Spannung im Körper unter Dauerstrom aufrecht sitzt.

Bei der ersten Schmerzverarbeitung spielt die Psyche eine entscheidende Rolle. Wer noch nie Rückenschmerzen hatte, ist meist schockiert, wie brutal der Schmerz sein kann. Wie es dann weitergeht, hängt von der Persönlichkeitsstruktur ab und wirkt sich erheblich auf den Behandlungsverlauf aus. Mein geschätzter Freund und Weihnachtsbäckerkollege Patrick bezeichnet mich gern als eine zarte und verletzliche, manchmal auch kranke (keine Sorge, das verkrafte ich) Seele, die gefangen ist in einem bärtigen Mann. Früher sagte man zu solchen Leuten: harte Schale, weicher Kern.

Patrick hat damit recht. Als meine Schmerzen nicht abnehmen wollten, merkte ich, dass meine Fassade bröckelte und ich meine Schwäche eingestehen musste. Das war definitiv nicht schön – zumindest für mich. Ich bekam aber auch mehr Zuwendung. Das hatte einerseits etwas Tröstendes, andererseits konnte ich keinen rechten Gefallen an Aufmerksamkeit finden, die auf Mitleid basiert. Die Freude über diese Art von Zuwendung bezeichnen wir Ärzte als sekundären Krankheitsgewinn. Das heißt: Je nach Persönlichkeitsstruktur kann dies Nervenverschaltungen mit emotionalen Zentren einleiten, die dich spüren lassen: Mit Schmerzen erfahre ich Aufmerksamkeit, die ich sonst nicht bekommen würde.

Mit der Zeit gehst du deiner Familie und deinen Kollegen auf die Nerven

Bleib vorsichtig, wenn du zu diesen Krankheitsgewinnern gehören möchtest, und führe dir sofort vor Augen, dass du deinem Umfeld mit der Zeit auf die Nerven gehst. Am Anfang kümmern deine Liebsten sich vielleicht noch gerne um dich, aber wenn du nur noch jammerst, kann das ins Gegenteil umschlagen. Mach dir also klar, dass deine Probleme nicht nur dich, sondern auch deinen Partner, deine Partnerin, deine Familie und deine Freunde belasten können. Im Beruf setzt du schlimmstenfalls einen Teufelskreis in Gang.

Anfangs verzeihen die Kollegen dir wahrscheinlich viel; schließlich kann jeder mal krank werden. Es ist toll, wenn du in so einer Situation einen guten Chef und nette Arbeitskollegen hast. Doch deren Geduld ist schnell zu Ende, wenn du wieder und wieder ausfällst und andere das auffangen müssen.

Arbeitsplatzwechsel, Umschulung, Rente: Dein Rücken kann dich ins Abseits drängen

Bist du nicht mehr so leistungsfähig wie früher, musst du eventuell den Arbeitsplatz wechseln oder eine Umschulung machen. Wenn das nicht möglich ist, rät dir eventuell auch jemand, vorzeitig in Rente zu gehen. Du musst kein mathematisches Genie sein, um zu erkennen, dass dein Geld dann wahrscheinlich knapp wird beziehungsweise du in eine finanzielle Schieflage gerätst. Plötzlich droht der soziale Abstieg – und das nur, weil du Rückenschmerzen hast, die doch „einfach nur so" aufgetreten sind.

Der Rentenantrag macht die Sache erfahrungsgemäß nur noch schlimmer. Denn nun erwarten die behandelnden Ärzte, die Familie und die Arbeitskollegen, dass deine Beschwerden bleiben. Sonst würdest du ja merkwürdig dastehen. Ginge es dir tatsächlich besser, wäre das Projekt Rente gefährdet. Denn Schmerzlinderung passt von nun an nicht mehr ins Behandlungskonzept. In diesem Kreislauf entwickeln Patienten leicht eine krankhafte psychische Fehlhaltung. Du kannst dir vielleicht vorstellen, wie zermürbend es für den Arzt (und auch für dich selbst!) sein kann, in genau dieser Zeit eine effektive Therapie zu machen.

Als es mir schlecht ging, habe ich versucht, meine Probleme zu relativieren

Nun auch noch ein paar Worte zur Seele des Orthopäden. Wir müssen mental sehr belastbar sein; schließlich sehen wir tagtäglich Patienten in der Praxis, die eines gemeinsam haben: Schmerzen! In der Weihnachtszeit bekomme ich manchmal Whisky, Zigarren und ein dankbares Lächeln für die gute Behandlung. In den übrigen elf Monaten höre ich überwiegend Klagen. Ich nehme natürlich jeden Patienten ernst. Wenn ich mich bei Gedanken wie „Warum kommt der mit solchen Lappalien zu mir?" erwische, mache ich mir klar, dass Schmerzen nun einmal subjektiv sind. Als es mir schlecht ging, habe ich versucht, meine Probleme zu relativieren, was übrigens recht hilfreich ist. Ich habe mir einfach vorgestellt, dass es Schlimmeres gibt.

Da musste ich immer an meine Mutter denken, die Leukämie hatte. Trotz geringer Erfolgsaussichten entschied sie sich für eine Stammzelltransplantation. Anfangs sah es noch gut aus, doch dann entwickelte ihr Körper eine chronische Abstoßungsreaktion. Die Haut verdickte sich und verlor ihre Elastizität. Meine Mutter war in ihrem eigenen Körper gefangen und litt trotz Medikamenten unter höllischen Schmerzen – und zwar körperlich und seelisch. Trotzdem versuchte sie, möglichst oft zu lächeln und für ihre Familie da zu sein.

Auch wenn es dir schlecht geht, solltest du nicht vergessen, dass es noch viel schlimmer kommen kann. Meine Mutter hatte keine Chance. Sie starb nach fünf quälenden Jahren. Als Rückenschmerzpatient bist du deinem Schicksal aber nicht hilflos ausgeliefert. In der Regel hast du viele Möglichkeiten, etwas zu tun. Ich kann niemandem Schmerzfreiheit garantieren und möchte das auch nicht. Aber ich versuche, jedem Patienten eine Möglichkeit zu zeigen, mit der er die Schmerzstärke oder die Häufigkeit von Schmerzattacken reduzieren kann. Wenn du das willst, musst du mir zuhören und auch mitarbeiten, obwohl du noch nicht weißt, ob du Erfolg haben wirst. Als ich noch Arzt im Praktikum war, sagte mein Chefarzt Jürgen zu mir, was sich inzwischen vielfach bestätigte: „Die Heilung beginnt im Kopf."

TROST, GLÜCK UND BETÄUBUNG: WARUM SEX BEI RÜCKEN HILFT

Sexualität ist ganz natürlich und deshalb auch in der Rückenschmerzbehandlung oft ein Thema. Es wird aus Scham aber gerne totgeschwiegen. Hast du selbst, dein Partner oder deine Partnerin plötzlich starke Rückschmerzen, ist es kein Wunder, wenn in eurer sonst glücklichen Beziehung auf einmal tote Hose herrscht. Das verursacht Stress, auf den Patienten und ihre Liebsten gut verzichten können. Hast du zum ersten Mal Rücken, denkst du nicht unweigerlich an Liebe, Sex und Zärtlichkeit. Hält der Schmerz aber länger an, fehlt dir oder deinem Partner wahrscheinlich etwas. Eure Bedürfnisse werden nicht mehr so erfüllt, wie ihr es gewohnt seid. Beschwerden, Gejammer, schlechte Laune – die Rahmenbedingungen für erotische Stimmung können leicht abhandenkommen.

Schon eine liebevolle Umarmung setzt schmerzlindernde Botenstoffe frei

Das ist schade, denn Nähe und Intimität können zu körperlicher und seelischer Entspannung führen. Wer keinen Zugang zur progressiven Muskelentspannung nach Jacobson findet, um seinen gestressten Körper herunterzufahren (siehe Seite 178), der sollte es ruhig mit Sexualität probieren. Es geht dabei nicht nur um den reinen Akt, sondern auch um körperliche Nähe, Trost und Zuwendung. Schon eine liebevolle Umarmung setzt Neurotransmitter frei, die eine schmerzlindernde Wirkung haben.

Schmerzmittel sind kein Ausweg, denn der Rücken wird trotzdem belastet

Das kann die Betroffenen natürlich auf Ideen bringen. „Ich betäube mich ein wenig mit Schmerzmitteln und dann läuft alles wie gehabt", denkst du jetzt vielleicht und liegst damit nicht ganz falsch. Medikamente können durchaus hilfreich sein, bergen aber Risiken, über die du dir im Klaren sein musst. Denn dein Rücken wird auch dann belastet, wenn du ihn nicht spürst. Wirst du beim Liebesspiel übermütig, weil du vorübergehend schmerzfrei bist, können die Symptome nach dem Höhepunkt schlimmer sein als vorher, weil du deinen Rücken überlastet und den Schmerz als Warnsignal ausgeschaltet hast. Sei also lieber vorsichtig. Vielleicht gelingt es dir sogar, aus der Not eine Tugend zu machen und die Vorzüge von langsamem Sex zu entdecken. Auch mit wenig Bewegungen kannst du zum Höhepunkt kommen.

Rückenschmerzen in der Beziehung sind ein Thema für beide Partner

Ob du selbst oder dein Partner beziehungsweise deine Partnerin unter Rücken leidet, um Missverständnisse zu vermeiden, sollte sich keiner von beiden still zurückziehen oder den anderen einfach abweisen. Traut euch, darüber zu sprechen. Vielleicht findet ihr vorübergehend andere Möglichkeiten, um zur Befriedigung zu kommen. Aus eigener Erfahrung weiß ich, dass man als Schmerzgeplagter nicht immer körperliche Nähe spüren möchte. Aber es ist schon beruhigend zu wissen, dass die Möglichkeit abrufbar bleibt. Ich habe meine Frau bestimmt oft mit meinen Leiden genervt und freue mich bis heute, dass sie mir das (so gut wie) nie übel genommen hat.

Rückenschmerzen in einer Beziehung sind nicht nur ein Thema für den Betroffenen, sondern auch für den Partner. Plötzlich kann man die gewohnten gemeinsamen Unternehmungen nicht mehr machen. Der Bewegungsspielraum schränkt sich ein. Vieles konzentriert sich auf die eigenen vier Wände. Da fällt einem leicht die Decke auf den Kopf. Sex wäre jetzt eine tolle Abwechslung, aber es stellt sich die Frage: Schade ich damit meinem Körper und gefährde meine Heilung?

Du schadest deinem Körper nicht, solltest aber wissen, was zu vermeiden ist

Ich kann dich beruhigen. Meine Antwort ist eindeutig: Nein. Du solltest allerdings wissen, was du besser vermeidest. Alles, was mit einer Stauchung und/oder Belastung der hinteren Abschnitte der Wirbelsäule einhergeht, lässt du lieber, damit der Druck der Bandscheibe oder der knöchernen Verengungen auf den gereizten Nerv nicht zunimmt. Bildlich gesprochen: Mach keine wilden Bewegungen. Hüpf nicht herum. Verbieg deine Lendenwirbelsäule nicht ins Hohlkreuz. Beweg dich eher sanft mit Druck aus der Hüfte und den Oberschenkeln heraus. Es ist wie beim Sport: Kein Rückenschmerzpatient sollte die Leistung eines Spitzenathleten erwarten. Also, bleib gelassen. Wenn es mal nicht klappt oder der Rücken doch wehtut, legst du eine Pause ein. Vielleicht gelingt dir das Happy End zu einem anderen Zeitpunkt.

Beim Sex erfüllst du deine Pflicht: Du bewegst dich zumindest ein wenig

Lust ist etwas Natürliches; der Rückenschmerzpatient kann sich nicht dagegen wehren. Auch Selbstbefriedigung ist ein probates Mittel, denn auf dem Weg zum Orgasmus kommt es zu einer Endorphin-Ausschüttung. Dieses körpereigene Glückshormon hat einen schmerzstillenden Effekt. Wie du weißt, hält das nicht dauerhaft an, aber es entspannt für einen längeren Zeitraum. Außerdem hat die ganze Sache noch einen weiteren Pluspunkt: Du musst dich beim Sex ein wenig bewegen, was bei Schmerzen ja Pflicht ist.

Wenn deine Rückenschmerzen auf Bewegungsmangel zurückzuführen sind, kann ein (anfangs vorsichtiges) Training im Bett ergänzend zum Sportprogramm sogar dazu beitragen, dass es deinem Rücken wieder besser geht. Der Umkehrschluss gilt natürlich auch: Sex wirkt wie vorbeugende Gymnastik. Denn dabei ist dein Kreuz auf vielfältige Weise gefordert, was Beweglichkeit, Flexibilität und Gelenkigkeit angeht. Sex fordert der Rücken- und Beckenmuskulatur einiges ab.

Du kannst selbst probieren, was geht, oder auf die Wissenschaft vertrauen

Natürlich darfst du jede Stellung ausprobieren. Wenn dir das zu umständlich ist, vertraust du auf die Wissenschaft. Studien haben gezeigt, dass die sogenannte Hündchenstellung („Doggy Style", die Frau im Vierfüßlerstand) für Frauen und Männer mit Rückenschmerzen besonders gut geeignet ist. Für Frauen ist auch die Missionarsstellung rückenschonend, insbesondere mit einem leichten Kissen unter dem Gesäß beziehungsweise unter dem Becken. Der Mann kann mit leichten Beckenbewegungen agieren, wenn seine Partne-

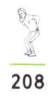

rin vor ihm auf dem Bett liegt. Kanadische Wissenschaftler wollten es noch genauer wissen und untersuchten, wie unterschiedliche Positionen beim Sex das Gewebe ent- beziehungsweise belasten. Dabei fanden sie heraus, dass es auch auf die Art der Rückenschmerzen ankommt. Männer, die vor allem im Sitzen oder beim Beugen Schmerzen haben, kommen mit der besagten Hündchenstellung am besten zurecht. Tut der Rücken hingegen beim Dehnen oder Wölben weh, eignen sich die Missionars- und die Löffelchenstellung besser.

Wenn du unsicher bist, darfst du ruhig einen Arzt deines Vertrauens ansprechen

Beim Thema Sex kommt auch die richtige Matratze wieder ins Spiel. Sie sollte nicht zu weich sein. Wenn du wie in einer Hängematte liegst, wird das Gewackel für den Rücken schnell unangenehm.

Außerdem hilft eine gute elastische Unterlage, die an den richtigen Stellen nachgibt, aber trotzdem hart genug ist, dir und deinem Partner oder deiner Partnerin dabei, beim Sex einen Rhythmus zu finden, den beide genießen können. Rückenschmerzen und Sexualität schließen sich nicht aus und sind auch kein schlüpfriges Thema. Deshalb darfst du ruhig einen Arzt deines Vertrauens ansprechen, wenn du unsicher bist.

AUSBLICK: VORBEUGEN BITTE

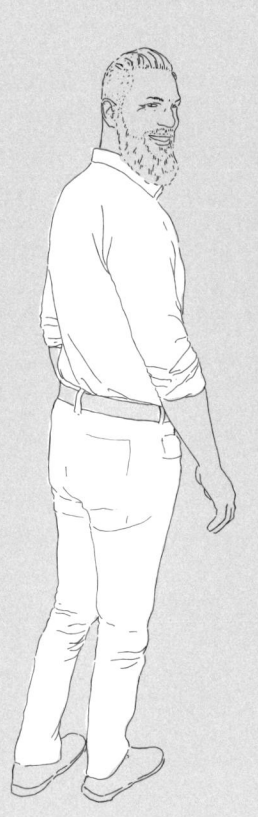

Am Anfang interessieren Eltern sich noch sehr für die Gesundheit ihrer Sprösslinge und kommen mit Kleinkindern in meine Praxis. Doch der Eifer lässt bald nach. Das ist schade, denn man kann schon früh viel tun, um später Rückenschmerzen zu vermeiden. Jedes Kind sollte auch dann zum Wirbelsäulen-Check, wenn es (noch) keine Probleme hat.

DAS NÄCHSTE BITTE: WARUM DER ORTHOPÄDE SICH ÜBER KINDER FREUT

Ein guter Orthopäde handelt vorbeugend. Für mich gilt: lieber einmal zu viel als einmal zu wenig hingucken – vor allem wenn der Körper noch in der Entwicklung steckt. Leider verhalten sich viele Eltern in dieser Hinsicht wie beim Schuhkauf für ihre Kinder. Am Anfang sind sie noch sehr um die Füßchen ihrer Sprösslinge besorgt und achten auf gute, passende Schuhe. Doch im Laufe der Zeit lässt das Interesse nach. Schuh wird gleich Schuh. Die Sorgfaltspflicht der Erziehungsberechtigten sinkt von Jahr zu Jahr.

So ähnlich läuft's auch mit der Kontrolle des Bewegungsapparats. Anfangs muss alles abgeklärt werden, später ist fast alles gleichgültig. So habe ich öfter Eltern mit Kleinkind in der Sprechstunde. Im Teenageralter sehe ich den Nachwuchs dann fast nur noch, wenn er verletzt ist. Dabei sind die letzten Jahre bis zum Erwachsenwerden ein wichtiges Alter, in dem man noch vieles formen kann. Nicht umsonst kennt man das „Orthopäden-Bäumchen", welches an einen Führungsstab gebunden ist, um eine Korrektur des Wachsens zum Lot hin zu bewirken.

Die Entwicklung der Wirbelsäule kann schon vor der Geburt im Mutterleib gestört werden

Unsere Wirbelsäule wächst schon vor der Geburt. Bereits im Mutterleib kann es zu Störungen kommen, die im weiteren Leben einen entscheidenden Einfluss auf die Rückengesundheit haben. Ein Wirbel besteht aus einem Wirbelbogen und einem Wirbelkörper. Er wächst aus drei sogenannten Knochenkernen zusammen; es gibt jeweils einen Kern für den rechten und linken hinteren Wirbelbogen und einen für den Wirbelkörper.

Wenn nun die einzelnen Strukturen unterschiedlich wachsen und nicht zueinander finden, können Asymmetrien entstehen. Vor allem am Übergang vom untersten Lendenwirbelkörper zum Kreuzbein findet sich eine derartige Veränderung. Auch kann es zu einer tastbaren Delle im Dornfortsatz kommen. Wenn die Rückenmarkshäute oder das Rückenmark sich verändern, können sich Teile der Nerven oder des Rückenmarks aus einer Lücke hervordrücken. Der Arzt spricht von Spina bifida, also von einem gespaltenen Rückgrat, was auch unter der Bezeichnung offener Rücken bekannt ist. Das kommt glücklicherweise nur sehr selten vor.

Häufiger treten sogenannte Blockwirbel auf, bei denen zwei einzelne Wirbel miteinander verschmelzen und sich keine Bandscheibe zwischen ihnen ausbildet. Die Folge: Bei einem derartigen Blockwirbel ist das Segment, in dem er auftritt, nicht mehr beweglich.

Vorsicht: Ein biegsamer Kinderrücken beruht auf einer Störung im Wirbelsäulenaufbau

In meiner Funktion als Arzt am Olympiastützpunkt Bochum-Wattenscheid betreue ich auch Kinder, die rhythmische Sportgymnastik oder Kunstturnen betreiben. Ich weiß, dass diese kleinen Mädchen schon früh unter Erfolgsdruck stehen, und betrachte das im Hinblick auf ihre Gesundheit immer sehr kritisch. Was nach außen federleicht, fröhlich und extrem biegsam aussieht, ist leider nicht immer das Ergebnis von Talent, Spaß an der Bewegung und sinnvollem Training. Die Überbeweglichkeit des Rückes beruht im Turnsport in vielen Fällen auf einer anlagebedingten Störung im Wirbelsäulenaufbau.

Ich scheue mich auch nicht, ehrgeizigen Eltern und Trainern Einhalt zu gebieten und ihnen eine große Gefahr zu erklären: Bis zum vierten Lebensjahr sind die knorpelig angelegten Wirbelbögen sehr empfindlich, wenn sie sogenannten Scherbelastungen ausgesetzt werden.

Dieser Begriff kommt von „Scherung" und stammt ursprünglich aus der Physik. Damit beschreibt man, dass bestimmte Flächen in Relation zueinander verschoben werden. Wenn knöcherne Verbindungen ausbleiben, kann ein Wirbel gegen den benachbarten Wirbel gleiten – also verrutschen. Man spricht in so einem Fall von Spondylolisthesis. Der Körper versucht, das mithilfe der Rumpfmuskulatur zu kompensieren, was aber eine Sisyphusarbeit für ihn ist.

Wenn alle Kompensationsmechanismen versagen, ist es sogar möglich, dass es zum kompletten Abgleiten von dem darunterliegenden Wirbel kommt (medizinisch: Spondyloptose).

„Ich habe doch so viel Sport gemacht" – das schützt nicht vor Rückenproblemen

Für die Turnmädchen heißt das: Wenn immer wieder Hohlkreuzübungen verlangt werden, kann das im schlimmsten Fall zur Ausbildung einer knöchernen Lücke zwischen Wirbelkörper und Wirbelbogen führen. Das macht die Wirbelsäule zwar beweglich, gleichzeitig verliert sie aber ihre Stabilität. Die Kinder und Jugendlichen haben deshalb nicht unbedingt sofort Rückenschmerzen, sie bekommen aber Probleme, wenn sie den Sport reduzieren oder ganz damit aufhören, weil sie dann die stabilisierenden Muskeln nicht mehr ausreichend trainieren. Die Kombination aus struktureller und funktioneller Instabilität führt unweigerlich über kurz oder lang zu Beschwerden.

Das gilt nicht nur für Sportgymnastinnen oder Kunstturnerinnen. Die bereits erwähnte Spondylolisthesis kann jeden aufgrund einer Entwicklungsstörung treffen. Das Risiko ist allerdings erhöht, wenn man den Rücken früh starken Belastungen aussetzt.

In solchen Fällen höre ich im Patientengespräch dann immer wieder: „Aber ich habe doch viel Sport gemacht." Das stimmt zwar, aber nicht jeder Sport schützt vor Rückenschmerzen. Manche Beschwerden entstehen gerade deswegen. Unser Körper hat kein Sportgedächtnis. Und wir haben leider auch kein Sport-Punktekonto, auf das wir in jungen Jahren einzahlen, um uns das Investment dann später als Sport-Rente wieder auszahlen zu lassen.

Kinder und Jugendliche sollten regelmäßig zum Orthopäden, auch wenn sie keine Schmerzen haben

Wer seinem Kind etwas Gutes will, stellt es regelmäßig beim Orthopäden zum Wirbelsäulencheck vor. Der sollte unter anderem abklären, ob eine Skoliose vorliegt. Umgangssprachlich ist dabei immer von einer Wirbelsäulenverkrümmung die Rede. In Wirklichkeit handelt es sich aber um eine dreidimensionale Verdrehung der Wirbelsäule und damit um ein komplexes Geschehen.

Im ungünstigsten Fall geht das mit einer Verformung der Wirbelkörper einher, die nicht nur zu einem Buckel führen kann, sondern im Regelfall auch irgendwann zu Schmerzen. Da Kinder schnell wachsen, sollten Mädchen erstmals mit neun oder zehn Jahren und Jungen mit zehn oder elf Jahren zum

Orthopäden gehen – und zwar auch dann, wenn sie noch nichts für Laien Erkennbares haben. Es ist gut, wenn du als Mutter oder Vater schon mal den Verlauf der Wirbelsäule bei deinem Kind kontrolliert hast. Doch wenn du nichts Auffälliges findest, heißt das nicht, dass es nichts gibt. Denn der Schein kann trügen. So lassen sich zum Beispiel die Dornfortsätze in einer Reihe nach unten hin ertasten, aber es wird nicht sichtbar, ob sich bereits eine Seitenabweichung (Rotationskomponente) gebildet hat, die sich unbemerkt weiterentwickelt. Der Orthopäde sollte mehr machen, als nur die Wirbelsäule abzutasten. Wie bei erwachsenen Patienten muss er auch auf die Stellung von Becken und Schultern achten. Bestimmte Punkte stehen bestenfalls auf einer Höhe.

Das Taillendreieck, das sich aus der seitlichen Rückenkontur und herabhängenden Armen ergibt, sollte symmetrisch sein. Beugt das Kind sich nach vorn, müssen die Schulterblätter möglichst auf gleicher Höhe liegen. Bedenklich wird es, wenn sich beim Bücken ein sogenannter Lendenwulst oder ein Rippenbuckel (ungleich hohe Rippen) zeigt. Beide sind sichere Anzeichen für eine beginnende Skoliose und sollten regelmäßig in kurzen Abständen kontrolliert werden. Denn noch ist es nicht zu spät. Mit einer entsprechenden Therapie (Korsett oder Krankengymnastik oder beides) lässt sich effektiv behandeln.

Einseitige Belastungen in frühen Jahren führen unbehandelt zum gefürchteten Buckel

Wer aber eine Skoliose auf die leichte Schulter nimmt, riskiert unter Umständen einen schweren Buckel. Und wo wir schon beim Thema Buckel sind, erkläre ich dir auch noch, was es mit dem Lehrlingsbuckel auf sich hat. Der Begriff stammt aus Zeiten, in denen Jugendliche schon mit 14 Jahren eine Ausbildung machten. Damals packten die Ausbilder ihren Lehrlingen ohne Rücksicht auf deren zartes Alter schwere Gewichte auf die jugendlichen Schultern. Dafür war die Muskulatur der halben Kinder jedoch noch nicht ausgebildet. Der Lehrling bekam einen Rundrücken. Unbehandelt, bleibt der ein Leben lang; er ging unter dem medizinischen Begriff Morbus Scheuermann in die Lehrbücher ein. Heute müssen Jugendliche zum Glück nicht mehr schwer schleppen, aber sie haben ein anderes Problem: den bereits erwähnten Gamer-Körper, der durch einseitige Belastung ohne muskulären Ausgleich entsteht (siehe auch Seite 108). Hier erkläre ich dir das Phänomen noch etwas genauer. Vielleicht hilft's dir, wenn du ein Kind hast, das nicht so recht versteht, warum dich die ewige Gamerei aufregt. Oder du bist selbst Gamer, PC-Arbeiter oder Smartphone-Junkie und verstehst nicht so recht, warum das deinen Nacken und deinen Rücken aufregt.

Wenn dein Kind lange sitzt, seine Schultern c-förmig nach vorn fallen lässt, den Kopf senkt und den Oberkörper beugt, spannt sich seine Brustwirbelsäule wie ein großer Bogen und verkrümmt sich. Der Orthopäde nennt das Kyphose. Dabei werden die Brustmuskeln verkürzt und die Bauchmuskeln erschlaffen, während man die Rückenmuskulatur überdehnt.

Das ist anfangs durchaus funktionell, führt aber zu strukturellen Veränderungen. Die noch jugendlichen Wirbelkörper verformen sich. Dazu kommt: Wenn die Grund- und Deckplatten noch knorpelig sind, besteht die Gefahr, dass Bandscheibengewebe durch die weichen Platten einbricht. Im Röntgenbild werden sogenannte Schmorl'sche Knötchen sichtbar. Das sind typische Zeichen für die Scheuermann-Krankheit.

Leider können wir unseren Kindern später keine neue Wirbelsäule kaufen

Sichtbare Veränderungen machen in jungen Jahren mitunter noch keine Beschwerden, doch im Laufe des Lebens treten möglicherweise verstärkt Probleme auf. Denn die an sich sehr anfällige Bandscheibe kann Gewichte, die auf ihr lasten, nicht mehr gleichmäßig verteilen. Das ist vergleichbar mit einem Auto mit falsch eingestellter Spur. Die Reifen werden nicht mehr gleichmäßig abgenutzt, also verschleißen sie vorzeitig. Nicht nur das Familienauto muss regelmäßig zur Inspektion, sondern auch der Nachwuchs.

Wir können unseren Kindern später keine neue Wirbelsäule kaufen. Auch wenn Veränderungen auf den ersten Blick für Kind und Eltern nicht sonderlich besorgniserregend aussehen, müssen sie konsequent therapiert werden. Ich habe bereits einen Teenager erfolgreich großgezogen, beim anderen versuche ich noch zu formen, was formbar ist. Das gestaltet sich zuweilen schwierig, aber ich bin mir meiner Verantwortung bewusst: Ohne meinen väterlichen Druck würde in der Pubertät nicht wirklich etwas passieren. „Du lernst nicht für die Schule oder für mich, du lernst für dich und dein Leben!" Diesen Spruch müsste man eigentlich noch erweitern: „Du trainierst und bewegst dich richtig für dich und deinen Körper und nicht, weil deine Eltern dich ärgern wollen."

Wer Kinder hat, weiß, wie nervenaufreibend Erziehung für beide Seiten ist. Manchmal hilft bei Teenagern auch ein Hinweis, wie man beim Schwarm punkten kann: aufrecht sitzen, lächeln, Bauch rein, Brust raus. Das gefällt nicht nur dem eigenen Körper, sondern hoffentlich auch dem Gegenüber.

REGISTER

A

Akupunktur 175
Akupunkturtaping 176
Akutfall 16
Altersosteoporose 93
Alterungsprozess 70
Anamnesegespräch 43
Anogenitalbereich 37, 187
Arbeitsunfähigkeit 150
Arthrose 84, 131

B

Balance-Kissen 127
Bandagen 160
Bandscheiben 16, 57
Bandscheibenalterung 67
Bandscheiben-Fütterung 72
Bandscheibengewebe 66
Bandscheibenschaden 66
Bandscheibenvorfall 17, 39, 42, 43, 67, 69, 71, 79, 150
Bandscheibenvorwölbung 67, 69, 83
Bauchfett 196
Beckenbodentraining 29, 129, 169, 172
Belastungen, einseitige 67
Bildbefunde, schriftliche 39
Besuch beim Orthopäden 50
Bewegung 150
Bewegungseinschränkung 58, 60
Bewegungsmangel 93
Bewegungsschmerz 26
Bildschirmarbeit 125
Blasensenkung 169
Blockaden 42
Bootsfahrernerv 94
Brustkyphose 108
Brustwirbelsäule 33, 74
Buckel 215
bulging disc 69, 83
Büro-Nacken 110

C

cervico-cephaler Schmerz 61
Chirotherapie 97, 174
chronische Schmerzen 57
Circulus vitiosus 80
CMD 115

Computertomografie, siehe auch CT 62
Conus-Cauda-Syndrom 187
Core-Stabilität 129, 130, 140
Craniomandibulären Dysfunktion 115
CSPA 158
CT 41, 159

D

Dehnungstraining 136
Dehnungszirkel 168
Diagnosefehler 40
DPX-Messung 92
Durchblutungsprobleme 81
Durchblutungsstörungen 81
Dysbalance 164, 166

E

eingeklemmter Nerv 97
Einseitige Belastungen 67
Elektrotherapie 154
Epi-Spritze 27, 29, 158
Ernährung 93, 192, 198
Erste Hilfe 16, 63

F

Facettengelenksbeschwerden 150
Faserring 68
Fett 195
Fehlhaltung, ischiatische 12, 79
Fitnessband 177
Fitnessstudio 63, 128, 177
Fleischkonsum 194
Flexibar 98
Flexibilitätstraining 136, 166
Funktionsprüfung 40, 41

G

Gallertkern 68
Gamer 110
Gamer-Buckel 108
Gamer-Körper 215
Gaming-Chair 106, 108
Gelenkverschleiß 84
Gesäßmuskel 33
gesunde Ernährung 198
große Oberweite 115

H

Halswirbel 75
Halswirbelsäule 54, 56, 57, 62, 74
Harninkontinenz 169

DANKSAGUNG

Wenn der Orthopäde Rücken hat – dann kann er sich glücklich schätzen, eine großartige Partnerin an seiner Seite zu haben. Ich hatte das große Glück, dass meine Frau *Mela* in dieser schmerzhaften Zeit als „Pflegefachkraft" für mich 24 Stunden im Einsatz war. Daher gebührt ihr der größte Dank.

Ein weiteres großes Dankeschön an die vielen Helfer in der Not. Hier ist besonders der Orthopädietechnikermeister *Michael Kranz* zu erwähnen, der mit mir zusammen die beste Lumbalorthese gefunden hat – und mit dem ich den „Necktrainer" konstruiert habe. Ohne die manuellen Fähigkeiten meiner geschätzten Kollegin *Dr. Cordelia Schott,* die mir die Injektionen mit sehr viel Gefühl und Erfolg gesetzt hat, wäre ich heute noch Spritzenphobiker.

Danke an meine vielen Freunde, die mit ihren Leiden und Geschichten diesen Ratgeber bereichert haben – auch hier ein großes Danke an meinen Freund *Jürgen Landgrafe* alias George, der mich in meinem Schreibfluss mit seinem Grill-Catering immer bestens versorgt hat. Danke an meinen Freund *Dr. Patrick Julius,* der mit seinem kritischen Fachverstand dieses Buch (manchmal auch gegen meinen Willen) unterstützt hat.

Danke an *Dani Ramsperger* und *Jürgens Evers* von *kick.management* für die stetige Unterstützung bei der erfolgreichen Umsetzung aller Projekte. Danke für die gelungene Realisierung dieses Buches an den ZS Verlag in Person von *Kathrin Ullerich* und *Stephan Strauß, Franziska Pfeiffer* vom Journalistenbüro Hamburg, *Marc Strittmatter* von ppp.services und dem Fotografen *Michael Wilfling,* der einen alten Mann wie mich wider Erwarten noch gut in Szene setzen konnte. Und letztendlich Dank an *alle meine Patienten,* die mir tagtäglich ihr Vertrauen schenken. Für euch bin ich Arzt geworden!

IMPRESSUM

© 2021 Edel Verlagsgruppe GmbH
Kaiserstraße 14b
D-80801 München

ISBN 978-3-96584-093-5
3. Auflage 2021

Projektleitung: Marc Strittmatter ppp.services, Freising
Redaktionelle Mitarbeit: Franziska Pfeiffer
Korrektorat und Satz: ppp.services, Freising
Covergestaltung: ZERO Werbeagentur, München
Grafische Gestaltung: FEIN! Buero für Grafik und Reklame, Freising
Umschlagfotos: Michael Wilfling
Illustrationen: Ina Zimmermann
Herstellung: Frank Jansen
Producing: Jan Russok
Druck & Bindung: CPI books GmbH, Leck

ZS – Ein Verlag der Edel Verlagsgruppe
www.zsverlag.de | www.facebook.com/zsverlag

Wichtiger Hinweis

Die Ratschläge in diesem Buch wurden mit größter Sorgfalt von Autor und
Verlag erarbeitet und geprüft. Eine Garantie kann jedoch nicht übernommen
werden. Ebenso ist eine Haftung des Autors bzw. des Verlags und seiner
Beauftragten für Personen-, Sach- oder Vermögensschäden ausgeschlossen.
Erkrankungen mit ernstem Hintergrund gehören in ärztliche Behandlung!
Bei bereits bestehenden Beschwerden kann das Buch daher keinen fach-
ärztlichen Rat ersetzen.

Bleiben Sie gesund!

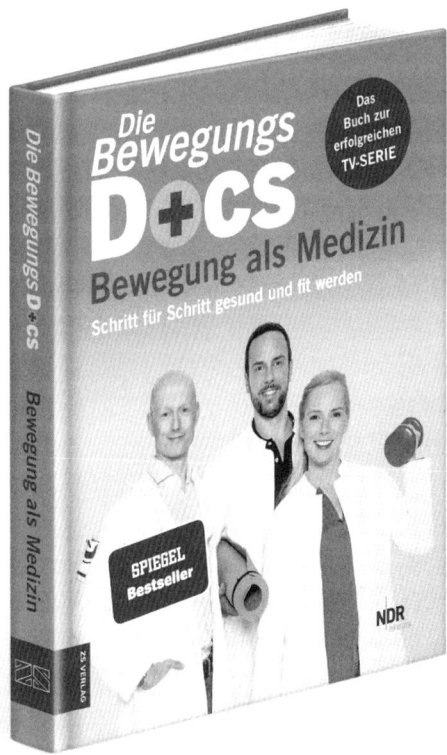

Die Bewegungs-Docs
Bewegung als Medizin

24,99 € [D]
ISBN 978-3-96584-027-0

Gleich weiterlesen!

Jetzt überall, wo es gute Bücher gibt.